U0240518

突发疫情应对指南丛书

疫情中的心理关爱手册

主　编　黄泽文　陈　红

副主编　叶海燕　高雪梅　吕厚超

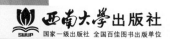

西南大学出版社

国家一级出版社　全国百佳图书出版单位

图书在版编目（CIP）数据

疫情中的心理关爱手册 / 黄泽文 , 陈红主编 . -- 重庆 : 西南师范大学出版社 , 2020.2
ISBN 978-7-5697-0204-0

Ⅰ . ①疫… Ⅱ . ①黄… ②陈… Ⅲ . ①日冕形病毒－病毒病－肺炎－心理疏导－手册 Ⅳ . ① R395.6-62

中国版本图书馆 CIP 数据核字 (2020) 第 026791 号

突发疫情应对指南丛书

疫情中的心理关爱手册

YIQING ZHONG DE XINLI GUAN'AI SHOUCE

主　编　黄泽文　陈　红
副主编　叶海燕　高雪梅　吕厚超

图书策划：胡小松　郑持军
责任编辑：雷　兮　郑持军
责任校对：王传佳
装帧设计：张　晗
插　　图：覃　峻
排　　版：重庆允在商务信息咨询有限公司
出版发行：西南大学出版社（原西南师范大学出版社）
　　　　　地址：重庆市北碚区天生路 2 号
　　　　　邮编：400715
　　　　　市场营销部电话：023-68868624
印　　刷：重庆俊蒲印务有限公司
幅面尺寸：130mm×185mm
印　　张：5.75
字　　数：100 千字
版　　次：2020 年 2 月　第 1 版
印　　次：2023 年 1 月　第 4 次印刷
书　　号：ISBN 978-7-5697-0204-0

定　　价：25.00 元

前　言

　　新冠肺炎疫情发生以来，习近平总书记多次做出重要指示，强调各级党委和政府要把人民群众生命安全和身体健康放在第一位，采取切实有效的措施，坚决打赢疫情防控阻击战。面对疫情的严重形势，西南大学迅速行动，于 1 月 22 日、24 日，两次召开专题工作会，学习传达了习近平总书记对新冠肺炎疫情做出的重要指示精神和李克强总理批示要求、教育部关于教育系统疫情防控工作的部署要求，成立了以党委书记李旭峰、校长张卫国任总指挥的新冠肺炎疫情防控指挥部，研究部署、统筹推进新冠肺炎疫情防控工作。20 多天以来，全体师生员工众志成城、同舟共济，广大党员干部坚守一线、持续奋战，有力有序地参与到疫情防控各项工作中，展现了西南大学人在这场没有硝烟的人民战争中，履职尽责、勇担使命的精神。

在学校疫情防控指挥部的统一领导和指导下，西南大学心理学部广大干部和师生员工迅速反应、积极作为，于1月28日成立了心理学部抗击新冠肺炎疫情工作组、专家组，开通了抗击新冠肺炎疫情心理援助热线电话，组建了应对新冠肺炎疫情心理科普专家团队，并与西南师范大学出版社一起，夜以继日，编写出版了这本《疫情中的心理关爱手册》。针对疫情中民众可能产生的身心应激反应，我们希望本手册能够帮助你科学有效地应对疫情危机，维护自身心理健康。

本手册共分为五篇。第一篇对普通民众、隔离人员、确诊患者、医务人员这四类人群可能产生的身心应激反应及其应对方式进行了阐释；第二篇则针对不同年龄阶段的特殊群体在疫情中可能出现的实际心理困难，给予针对性的解决办法；第三篇是从企业员工、基层社区工作人员、医务人员和教师等不同职业群体面临的实际场景和困惑出发，指导他们如何面对在疫情防控重压下自身遭遇的心理压力与不适，帮助他们及时调整和维护自己的心理状态；第四篇主要针对疫情中特殊的社会心理，如被谣言裹挟、恐惧心理、安全感缺失等，提供一些认知调节、压力缓解、情绪疏导、身体放松之法；第五篇描述了疫情中的积极心理。

本手册是 12 位专家的倾力之作，也是他们基于西南大学心理学部在咨询、访谈、调研、推文等工作基础上的成果凝结和深化。

本手册图文并茂，通俗易懂，言简意赅。这些疫情中的心理防护技术、关爱方法及建议,针对性强、适用性强,简单易行。

本手册将以电子图书和纸质图书两种形式陆续推出,方便广大民众采取灵活的方式阅读。

面对疫情,我们不是医务人员,我们没有机会冲锋在阻击疫情的最前沿,但我们是西南大学人,我们是西南大学心理学人,我们希望用心理学的专业知识,为每一个有需要的人提供帮助,为阻击疫情贡献我们的智慧与心力。因为"爱",因为责任!

西南大学心理学部党委书记　黄泽文

西南大学心理学部部长　陈　红

2020 年 2 月 12 日

目录

第一篇　四类人群的心理关爱

第二篇　特殊群体的心理关爱

第三篇　　不同职业者的心理关爱

第四篇　　疫情中的社会心理

第五篇　疫情中的积极心理

第一篇

四类人群的心理关爱

疫情中普通民众的心理关爱

2020年初，一场新型冠状病毒肺炎疫情（后简称"新冠肺炎疫情"）打乱了我们生活的节奏。面对疫情的发生和蔓延，我们每个人的心理都受到了或多或少的冲击，出现焦虑、紧张、恐慌等消极情绪，导致身心出现问题。那么，面对新冠肺炎疫情，我们出现焦虑等情绪是正常的吗？我们因为过度焦虑而失眠怎么办？如何调节我们的焦虑水平呢？

一、面对疫情，我们为什么会焦虑

焦虑是人类一种正常的情感反应，具有重要的适应性意义。它往往与危急情况和难以预测、难以应付的事件有关，当我们面对现实的潜在挑战或威胁而不能控制时就会产生这种含有紧张、不安、忧愁、恐慌、无助等成分的烦躁情绪。因此，面对新冠肺炎疫情，产生焦虑情绪是我们适应和解决问题的正常情绪反应，事过境迁，焦虑就会慢慢解除。这和临床的病理性焦虑完全不同。

面对重大危机事件，如果焦虑过低，可能导致盲目乐观，因对疫情重视不够而出现防护不足、缺乏警惕、不听劝阻等问题。而过度紧张、焦虑感爆棚、心理压力过大，就会缺乏安全感，降低信心，影响身心健康。我们要保持适度的焦虑水平，学会正确认识、对待和调控焦虑。

二、面对疫情，过度焦虑怎么办

1. 接纳焦虑，放松心情

（1）正视并接纳焦虑情绪

很多人想要降低焦虑，往往会不断地对自己说："不要紧张，不要焦虑，有什么好紧张和焦虑的呢？""我真是太没出息了，这么紧张干吗？""为什么就我一个人紧张？"……但是我们会发现，越是这样你就越是焦虑。

正视并接纳焦虑情绪，坦然面对疫情，是克服焦虑的最好方法。你可以这样告诉自己：新冠肺炎疫情下，出现焦虑情绪是人类的本能，它可以帮助我们处于应激状态，从而有效应对危险、做好防护。

（2）通过转移注意和放松，调节过高的焦虑

①转移注意。转移注意是通过改变我们的注意焦点来调节情绪状态的方法。我们可以暂时把注意力从令我们不舒服的疫情信息转移到让我们开心、放松的事情上，比如：看电影、追剧、阅读、听音乐、看笑话、唱歌等等。

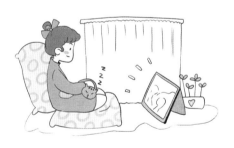

②呼吸放松。呼吸放松是指一种通过调节呼吸从而缓解紧张情绪的方法。找个舒适的位置坐好或站好，跟着我们一起做吧！

第一步：找一个舒适的位置坐好或站好，全身放松；

第二步：闭上嘴巴，用鼻子深吸气至不能再吸；

第三步：稍屏气；

第四步：用嘴慢慢地把气呼出来。

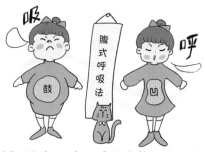

如此循环往复，直至感觉身体越来越轻松，心情越来越平静。

注意：吸气时腹肌松弛、腹部慢慢鼓起，保证最大吸气量；呼气时腹肌收缩、感觉前后腹贴在一起，增加潮气量。

③肌肉放松。肌肉放松是一种简单易操作、体验感很强的放松方法。相信你会喜欢上它！

头部放松：第一步，用力向后仰起头部（注意背部、肩膀以及颈部的紧张）—放松；第二步，用力低头，尽量让下巴靠近胸部（注意颈部与肩膀的紧张）—放松。

面部放松：皱起前额和眉头—放松；紧闭双眼（感受眼睛周围的紧张）—放松；咬紧牙关（感受咀嚼肌的紧

张）—放松；紧闭双唇（感受嘴和脸部肌肉的紧张）—放松。

躯干放松：用力耸起双肩，向耳部靠拢（感受肩部肌肉的紧张）—放松；挺起胸部深呼吸（感受胸部肌肉的紧张）—憋气—放松；用力将背向后弯曲，挺出胸和腹部（感受背部肌肉的紧张）—放松。

手臂放松：第一步，伸出右手—握紧拳—用劲让右手和右前臂变得紧张—慢慢松开拳头—放松；第二步，左手亦同样放松；第三步，双手握拳—前臂向肩部弯曲—用劲并感受肌肉的紧张—放松—放下手臂（类似伸懒腰时双手的感受）。

腿部放松：用力伸直双腿（感受大腿肌肉的紧张）—放松；脚尖尽量朝上翘，使小腿肌肉绷紧，好像一根线正向上牵拉脚尖（感受小腿肌肉的紧张）—放松。

从头部到腿部，感受从紧张到放松的感觉。

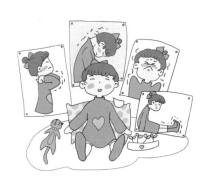

④合理宣泄。可以通过击打枕头、抱枕等安全、柔软的物品进行身体上的宣泄；也可以通过唱歌、呐喊、涂鸦、在网络上和朋友聊天等方法宣泄。

当你发现可做的事情有很多时，过高的焦虑自然而然就缓解了。

2. 正常作息，生活规律

保持平常心，维持正常、规律、健康的生活作息，保持生活的规律性和稳定性，该吃的时候吃，该睡的时候睡，该工作的时候工作，该完成的事情按时完成。做好这些事情，不仅可以让我们的生活保持正常节奏，更会让我们平静下来，感受到心情的愉悦。

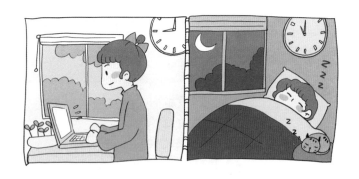

3. 减少信息接收量，过滤资讯

　　手机上铺天盖地的资讯不但传递着信息，同时也在传递着恐慌，让我们始终处于不良的情绪状态中。因此，我们一定要学会过滤资讯。我们可以通过设定网络使用时间和关注官方权威信息的方式，减少小道消息的获取途径，降低不确定信息带来的焦虑，增强对疫情防控的信心和自我保护的信心。

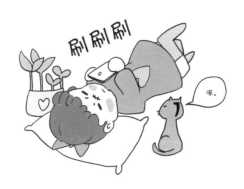

4. 适度运动，增强免疫力

　　放下手机的同时，可以在家里适度运动。运动不仅能够增强免疫力，更是调控焦虑情绪的最佳方式。

　　那么，待在家里可以做哪些运动呢？瑜伽、俯卧撑、仰卧起坐、深蹲、广播体操、太极拳、跳舞、跑步……

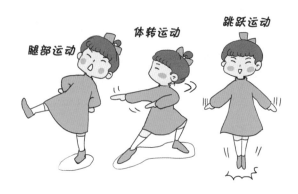

腿部运动　　体转运动　　跳跃运动

此外，还可以通过萝卜蹲、丢沙包、套圈、过家家等亲子游戏增进亲子感情，调节不良情绪。

5. 拨打热线，寻求支持

如果你尝试了以上的方法，发现通过自助还是很难缓解焦虑，请记得寻求专业的心理援助。全国各省（自治区、直辖市）都开通了专业、免费的心理援助热线，很多高校也开通了心理援助热线，相信专业人员都能为你提供专业的情绪疏导和心理支持。

（高雪梅）

疫情中隔离人员的心理关爱

当下的疫情发展态势成为人们每日关注的焦点。由于新型冠状病毒的潜伏期较长，大批出现咳嗽、发热等临床症状的民众被列为疑似患者，他们同与确诊患者密切接触过的民众一样，均需要集中隔离或居家自我隔离，接受医学观察。隔离人员因此而产生的对自己生命安全的担忧、对可能被传染的不确定感和恐惧感、想尽快解脱危机的无助感以及对自己可能传染家人的负疚感等，都会给这个群体带来新的危险——心理危机。

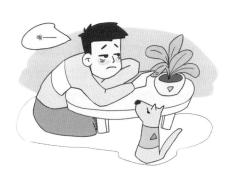

　　心理危机不仅会降低免疫力，更关键的是，会影响隔离人员生活的快乐体验和幸福感受。针对隔离人员，我们建议通过如下方法来提升其心理防护能力，科学疏解不良情绪，缓解压力。

一、觉察自我，确定类型

　　面对新冠肺炎疫情，我们都会在这种非正常情况下产生很多相应的心理反应，隔离人员则会产生更多的认知、情绪情感、行为和身体上的反应。为此，我们首先要觉察自己的内心，识别这些心理应激反应。

　　在被隔离的不同阶段，隔离人员最初可能出现焦虑、恐惧等负面情绪，然后产生否认、怀疑的认知偏见，到后期则会逐渐适应或因无法适应而产生心理危机。

　　具体的常见心理反应包括如下几个方面。

　　①认知：记忆力、注意力下降，思维混乱；过度敏感，怀疑自己患上疾病，或与之相反极力否认疾病；思维一直沉浸在疫情中难以走出；灾难化认知，将疫情视为不可掌控的灾难；认为自己倒霉、社会对自己不公平，从而对社会产生偏见。

②情绪：担心自己的身体情况而紧张、焦虑，担忧、恐惧，沮丧、抑郁，抱怨、愤怒，感到孤独、被抛弃；担心家人被自己传染而感到愧疚。

③情感：出现无助感、不安全感、不可控感、不确定感、非真实感、无意义感。

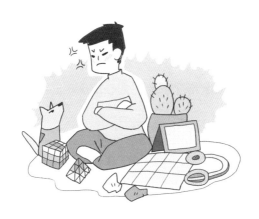

如果你出现了以上心理反应，但只是情境性的、偶然的、暂时的，这个时候，你首先要学会接纳自己，接受自己的心理感受和表现，学习一些简单的方法调节自己。

但是，如果你不仅有以上的心理反应，同时几乎无法摆脱主观上的痛苦，而且影响到自己的正常生活和社会功能，持续时间为 3 天到 4 周，即可诊断为急性应激障碍（ASD）。急性应激障碍一般能在一周内缓解，但如果这些心理反应超过 4 周依然存在，就应当定性为创伤后应激障碍（PTSD），这时候我们就要寻求专业的心理援助，及时化解心理危机。

二、接纳自我，疏解情绪

针对非正常情况下的正常心理反应，正确的处理方法如下。

1. 在认知上接纳

这是大多数人遇到危机事件时都会出现的心理反应，因此，我们要接受自己的这些正常反应，接纳自己。

2. 在态度上关怀

如果家人或周围的人出现这些心理反应，要给予关爱，不要评论，不要责骂，也不要妄下结论（判断其有什么心理问题和疾病）。记住，倾听比说教更重要，关爱比批评指责更重要！

3. 在情绪上调节

（1）宣泄情绪，学会放松

"先解决心情，才能更好地解决事情。"因此，可以通过跳舞、呐喊，或者在安全情境下进行运动等方式来适当宣泄自己的情绪。

（2）培养自己的积极情绪

"如果开始笑，你就能体会到开心。"因此，调节情绪的最好方法就是培养自己的积极情绪，例如，我们可以看笑话、唱唱歌、跳跳舞、听音乐、看电影、做游戏、诵读经典等，这些都能够帮助自己积累积极情绪。

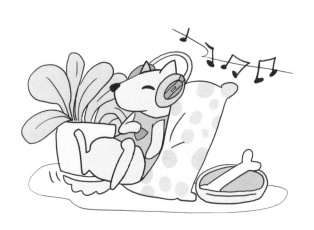

三、提升自我，科学应对

针对非正常情况下的正常心理反应，我们还是要理性地学习一些心理学方法来应对。具体来说，有如下几种方法供大家参考。

1. 改变应对方式

心理学研究发现，人在面对问题的时候会有多种应对方式，如情绪应对、问题解决、否认或逃避应对等。对个人而言，逃避只是在搁置问题，我们应当选择问题聚焦的应对方式，科学地处理目前面对的困难。例如，了解病毒传播的机制和致病原理，学习科学有效的防护措施，采纳专家推荐的疫情期间的生活方式和膳食建议，配合医务人员的医学观察工作，等等。这些做法能够有效地帮助我们面对问题、化解不良情绪，从问题的源头上避免心理危机的出现。

2. 避免注意过窄

当人处于危机状态的时候，为了全力应对危机事件，会集中注意力，十分专注地处理危机事件，如果时间长了会导致我们注意狭窄，不断地关注相关的信息，如反复刷屏，这又会反过来导致我们更焦虑。为了避免这种恶性循环，我们需要尽量避免注意过窄，避免把注意力只锁定在灾难与伤害的反应上。

我们要适当转移注意力，拓展自己的注意范围，把注意力聚焦在能够给自己带来快乐体验、幸福感受的事情和人身上。例如，看看自己以前过生日的照片、幸福的婚纱照，或者看一部自己感兴趣的小说、搞笑的电影，等等。

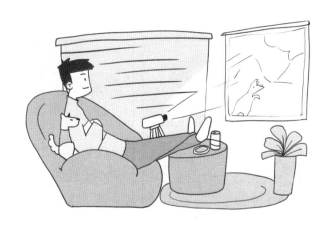

3. 寻求专业力量

如果心理应激反应一直持续，不能在短时间内调整过来，自己无法摆脱痛苦，并且已经影响到了正常生活、工作和社会功能，进一步发展下去则会引发焦虑症、强迫症等神经症，长期处于应激状态也可能会导致我们心理衰竭，产生抑郁或自杀意愿。针对比较严重的心理问题和心理反应，我们建议一定要利用专家的力量，通过专业的帮助来解决自己的心理问题。因此，我们建议你要善于使用热线电话寻求帮助，通过专业的人来解决你的问题。

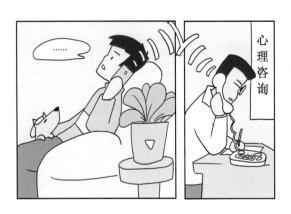

（杨　东）

疫情中确诊患者的心理关爱

新冠肺炎疫情中的确诊患者，因为要接受一段时间的隔离治疗，可能会突然陷入一种恐惧和不确定状态，继而产生一系列的心理应激反应。此时，确诊患者如果不能得到及时的外部心理支持和专业的心理危机干预援助，心理就可能失去平衡，出现各种躯体化症状和认知、情绪等方面的急性心理应激障碍，日后还有可能产生

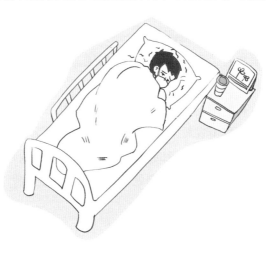

创伤后应激障碍或抑郁症等更严重的心理障碍和心理疾病，严重地损害身心健康。

确诊患者在不同的治疗时期会产生哪些心态，出现哪些心理问题？确诊患者应该如何进行心理自助和自我关爱呢？

一、确诊患者在不同治疗时期的心理特点和问题

1.确诊初期的常见心态

确诊初期，每个人都会因各自情况的不同表现出不一样的心态：有的可能会出现心理麻木、否认确诊现实、产生愤怒情绪；有的会感到恐惧、焦虑、抑郁；还有一些患者会对现实处境感到失望，不断地抱怨。在这些心理状态下，大部分患者还会出现失眠的情况，极个别患者在极端的焦虑和恐惧压力下还可能对医务人员和他人产生攻击性行为。从心理学和紧急情况危机干预的观点来看，确诊患者的这些心理感受和行为反应在"自我一时无法应对的特定处境"下都是"正常"的应激反应。

2. 隔离治疗期的常见心态

确诊患者在隔离治疗期除上述可能出现的心态以外，还可能出现因为在医院隔离治疗而产生的孤独感、病耻感，或因对疾病的恐惧而不配合、放弃治疗，或对治疗过度乐观和期望值过高等心理问题。

3. 治疗后期的常见心态

治疗后期的确诊患者由于在医院隔离治疗的时间相对比较长，尤其是当自己了解到新冠肺炎目前还没有特效药时，则有可能会产生恐慌、绝望等心理问题，个别患者甚至有可能出现更严重的精神病性的或神经症性的心理问题和心理防御机制。例如有可能产生妄想、幻觉或比较严重的死亡恐惧、抑郁心境等。

二、确诊患者的心理自助和自我调节

除了医务人员和心理援助专业人士的关爱和帮助，确诊患者的积极心理自助也十分重要。

1. 正确认识和评估自身的处境

确诊患者对新冠肺炎的传染特性和危害应有足够的

认知和心理准备，在隔离治疗期间要准备承受一定的压力和孤独。明白主动自我调节，适应住院环境和治疗过程，信任医务人员，积极配合治疗对自己的康复是非常重要的。

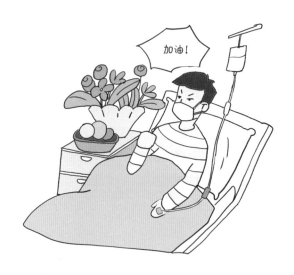

2. 接纳自己确诊患病的现实

用相对平和、理智的心态去接纳患病和需要隔离治疗的现状，这对自身康复及家人和社会安全来说都是必要的。这对于一些依赖性较强，比较敏感脆弱或年龄较小的患者尤为重要。

3. 用成熟健康的心理防御机制积极应对

对自己正面临的患病危机随时保持正确的认知，用成熟健康的心理应对方式（心理防御机制），例如用"幽默"（幽默风趣的自嘲或跟别人开开玩笑）、"利他"（自我隔离治疗可以避免家人和朋友被传染）、"升华"（积极接受治疗，就是在为国家做贡献）等去应对各种压力和挑战，是保持健康快乐和成功战胜疾病的"法宝"。这是心理学家，尤其是以弗洛伊德为代表的精神分析学派和临床心理治疗师进行长期研究后的伟大发现。

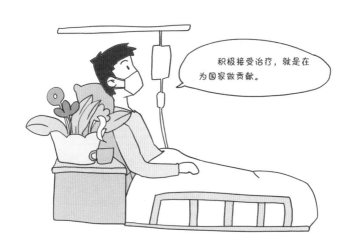

4.用积极的方式去抒发表达和调节负面情绪

　　每天主动做"情绪扫描"，学会觉察和发现自己的负面情绪，同时还要善于把无助、失望、不满、焦虑、恐惧、愤怒、绝望等负面情绪及时抒发表达出来，不要一直压抑在心里，不要担心别人嘲笑自己懦弱。例如：可与病友沟通，交换情绪和看法，获得同感和相互理解；可以向家人朋友倾诉，获得稳定的情感支持；或主动向医务人员和心理援助热线咨询，获得共情及专业的指导和帮助。

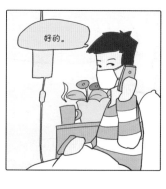

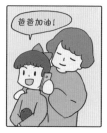

5. 用坚强的意志和良好的心理品质与疾病抗争

新冠肺炎并不可怕，可怕的是人们丧失了自信心和求生欲。面对病毒的侵袭，生命并非脆弱不堪，我们一方面要相信科学和医疗专家，另一方面要调动自己的坚强意志。人类生命力的坚忍与顽强往往会在最危险的时刻表现出来——越是危难时刻越是需要有坚强的意志和良好的心理品质，比如克服困难的勇气以及不放弃治疗的坚持性和坚忍性等。

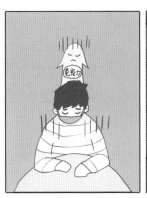
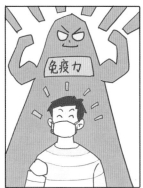

6. 用积极的心理暗示挖掘内在生命力

我们还可以用积极的心理暗示来挖掘内在生命力，用音乐引导自己"回到过去的美好时光"，同时暗示自己"我值得继续拥有美好的生活";积极倾听自己内心深处对生命的渴望和召唤,不断增强"求生欲"和"生本能"的动力;用积极的"自由联想"来激发潜意识的高峰体验,比如联想自己曾经获得的成功,帮助自己获得力量,鼓舞自己。必要时还可以通过心理援助热线寻求专业的心理咨询师的引导和帮助。

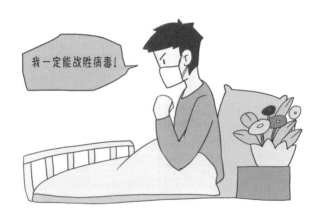

（黄　蓓）

疫情中医务人员的心理关爱

　　新冠肺炎疫情对医务人员心理的冲击是非常大的。一方面，面临患者的增多、患者情绪的失控，医务人员要安抚患者、承担治病救人的职责；另一方面，超负荷的工作、工作环境的巨大变化、被感染的风险等等，都会让医务人员的身心面临严峻的考验。

　　抗疫一线的医务人员可能会面临哪些心理困扰，又如何应对这些心理压力带来的情绪反应呢？

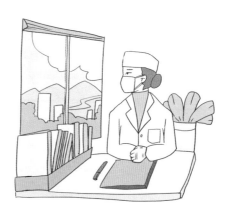

一、一线医务人员的心理困扰

1. 身体透支带来的枯竭感

　　一线医务人员在隔离病房中对患者进行治疗，时间长、强度大，得不到休息，使得医务人员的身体透支，身心俱疲。

2. 工作压力带来的无力感

　　新冠肺炎是医务人员正在面对并且需要攻克的一项难题。当前的疫情发展趋势、疫情持续时间仍不明朗，使得一线医务人员出现无力感。

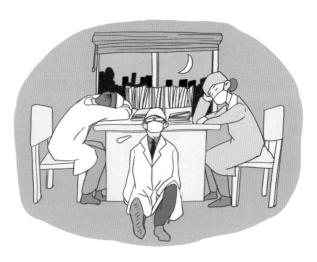

3. 对自身可能被感染的紧张感

奋战在一线可能被感染带来的不确定感，看到同行被感染的经历，对新型冠状病毒仍然存在的未知……这些都会给医务人员带来紧张感。

4. 对不能陪伴家人的愧疚感

新春时节，万家团聚，但医务人员要奋战在抗疫一线，不能与家人团聚，也不能照顾家里的老人和孩子，反而让家人更担心，他们会因此而感到愧疚。

二、一线医务人员的自我关爱"处方"

1. 善待自己

学会照顾自己的身心，并非自私，也非慵懒，而是为了有更充沛的精力去更好地服务患者。做好防护，尽可能利用有限的时间好好给心理放松一下，比如上厕所的时间、吃饭的时间、走路的时间、睡觉的时间等等，放下紧张感。

2. 直面焦虑

适度的焦虑是正常的,是正常人在应激状态下的一种正常反应,这是人类进化而来的生存法则。焦虑对我们应对危险有很大的帮助,可以让我们的身体分泌相关激素,重新分配我们的能量,以便更好地应对外界的挑战。但过度的焦虑会给我们带来负性影响,所以我们需要平衡,需要把握度。就像弹簧,只有松了,才能更好地紧,然后松紧适度。

3. 建立边界

长时间在应激状态下高负荷工作,会产生焦虑感和枯竭感,而这些情绪都有一个特点:弥散性。因此,我

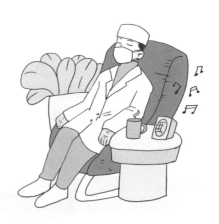

们要给焦虑感和枯竭感建立一个边界。例如，在休息时，给自己一个时间段（例如十分钟），在这个时间段里放松身心，做一些冥想、呼吸放松或肌肉放松。

4. 掌控当下

放下过去发生的事情，也放下对未来的思考。提醒自己，把自己的注意力聚焦在此时此地，把当下能做的事情尽量做好，不用过于期待未知的结果，因为结果不完全在我们的掌控中，但我们可以掌控我们在当下做的具体事情。

5. 寻求支持

家人、同事包括医务人员自身都是可以联结的支持系统。尽管你在隔离状态，但你的心没有隔离。你不是

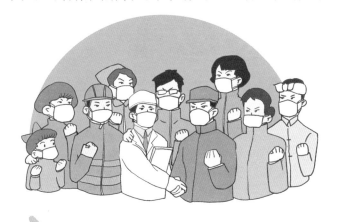

一个人在孤单地战斗，你的家人、你的同事、你的朋友，还有千千万万你不认识的陌生人，以及我们最大的"靠山"——伟大的祖国母亲，在这危难时刻，都与你同在！

6. 学会放松

当自己有负面情绪的时候，不要藏着掖着，应该用一种合理的方式表达出来。比如向家人、朋友倾诉，拨打心理援助热线，给同事吐吐槽，等等。除此以外，运动和兴趣是缓解负面情绪的"良药"，不妨给自己一个机会试试看。

愿疫情中的医务人员保持积极的心态，戴好心理的"口罩"！

（杨发辉）

第二篇

特殊群体的心理关爱

疫情中引导儿童积极应对

当重大的社会公共危机事件发生时，家长们如何引导儿童积极应对，避免危机事件给儿童的心理带来负面影响呢？我们可以这样做：

◆ 引导儿童了解相关信息；

◆ 检核儿童的认知和情感状况；

◆ 引导儿童使用积极应对策略。

游戏是儿童的语言。在此，我们推荐三个亲子游戏用以实现上述三项举措。

一、引导儿童了解相关信息

游戏："认识疫情版"翻牌游戏

1. 目的

帮助儿童了解病毒和疫情的相关知识，学习积极应对策略。

2. 材料

类似下图成对的图片若干。

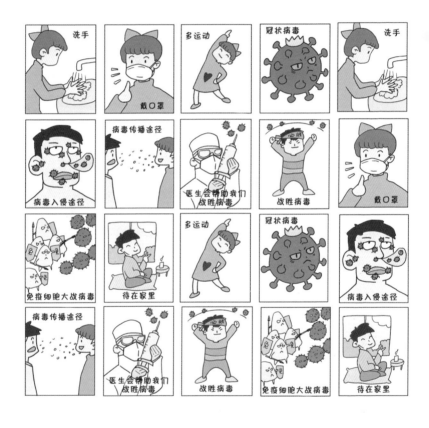

3. 操作步骤

①一次摆放 8~20 张成对的图片，所有的图片全部正面朝上；

②游戏参与者（家长和孩子）记住每张图片的内容和位置；

③将所有的图片背面朝上，正面朝下，按照原来的位置摆放（所有图片的背面为一样的图案或颜色）；

④参与者凭借记忆，找出成对的图片；

⑤找出成对图片多的人获胜。

接下来请根据儿童的年龄选择后续步骤。

4. 适合 3~5 岁儿童的后续步骤

将获得的卡片放入下列图片中的适当位置。

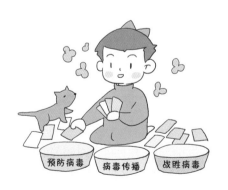

5. 适合 6~10 岁儿童的后续步骤

家长和孩子用获得的卡片交替编故事（故事的长短不限、内容不限，只要用到所有的图片即可）。如获得的图片为下面 3 张，那可以编的故事为：有人打了一个喷嚏，飞沫飞到了对面的人身上，进入了她的口腔和鼻腔中。这个打喷嚏的人受新冠病毒入侵成为新冠病毒的携带者，但他还处于潜伏期中。而那个沾上病毒的人回家后不久就开始发烧、咳嗽，生病了。她携带的病毒可能传染给更多的人。怎么办呢？怎样才能阻断病毒的传播呢？方法之一就是在公共场合戴口罩。

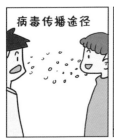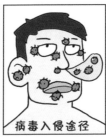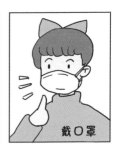

6. 适合更大儿童的后续步骤

家长可以引导孩子上网查阅相关的信息，和孩子一起做一些科普手抄报、科普小文章等。

二、检核儿童的认知和情感状况

游戏："抗击疫情版"套圈游戏

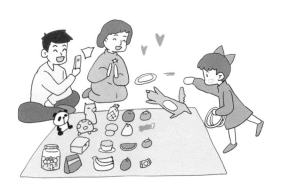

1.目的

帮助家长了解孩子对疫情和病毒的认知情况、孩子对疫情的感受，引导孩子用积极的策略和行为来应对病毒。

2.材料

准备一些套圈和奖品，以及分别写在不同纸条上的问题。每个奖品对应一个问题。

3. 操作步骤

①儿童套圈，套中后获取奖励，并回答对应的问题。

②如果儿童不能答对问题，家长则给予帮助和指导，以便让儿童获取与疫情相关的正确信息。

纸条上的问题举例。

◆ 关于应对疫情知识的：

· 我们天天待在家里有哪些好处？

· 为什么现在我们要尽可能地不去超市？

· 为什么现在我们不能去游乐场？

· 外出后，进屋的第一件事情是什么？

· 有哪些人在帮助人们应对疫情？

· 如果外出，我们必须要戴什么？

◆ 关于应对策略和行为的：

· 怎样洗手可以避免病毒感染？

· 怎样佩戴口罩可以避免病毒感染？

· 你今天做了什么来保护自己远离病毒？

◆ 关于对疫情与病毒的感受的：

· 如果你有超能力可以和病毒直接对话，你要对病毒说什么？

· 你身边有人为疫情和病毒感到担忧吗？如果有，

大家可以怎样帮助他?

◆ 一些好消息（增强儿童的信心）：

·你知道吗，有越来越多感染了病毒的人被治好，出院回家了。

·你知道吗，来自四面八方的人们都在积极地支援湖北。

·待在家里的这几天，让你最高兴的事情是什么?

·如果我们还要在家待一段时间，你还想做一些什么有趣的事情?

三、引导儿童使用积极应对策略

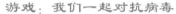

游戏：我们一起对抗病毒

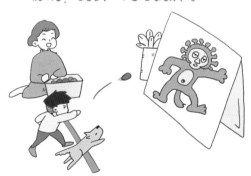

1. 目的

帮助年幼儿童宣泄情感并学习使用积极策略来抵御病毒。

2. 材料

一些废报纸，一些蜡笔，几张白纸。

3. 操作步骤

①家长和孩子在白纸上画出心目中的病毒（怎样画都可以）；

②将画有病毒的画贴在墙上或立在地上；

③家长和孩子一起讨论预防病毒的方法，并将这些方法写在废报纸上；

④写好后将废报纸揉成团；

⑤家长和孩子一起将报纸团扔到"病毒"的身上；

⑥家长和孩子一起打开报纸团，读出里面的方法，如："我用 ×× 方法打败了病毒，耶！"

总之，家长可以带着孩子做一些类似的游戏，这样既能享受亲子时光，又能增强孩子对本次疫情的心理应对能力。

（张 婷）

疫情中高三学生的心理调适

新冠肺炎疫情的迅速蔓延，不仅让我们感到焦虑和紧张，更是打乱了我们每个人的生活节奏。尤其是对于高三学子而言，已经在通向高考的路上行进了许久，学习的步伐却突然被打乱，或许会感到有些迷茫和担忧。但人生的考试，又岂止高考这一场，面对疫情，我们每个人都是考生。

那么，面对高考和疫情这两场考试，我们如何应对？我们又该如何保持良好的心态投入学习呢？

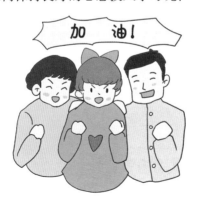

一、理性看待疫情，做好自我防护

1. 坚定必胜的信心

相信国家，相信科学的力量。一路走来，我们的国家历经风雨，但从未退却。无论是"非典"、甲型H7N9流感，还是现在的新冠肺炎疫情，随着科学家揭开病毒的神秘面纱和治愈率的提升，我们最终都会赢得胜利！我们要通过官方的、正规的渠道了解信息，全面、客观、理性地认识新冠肺炎。

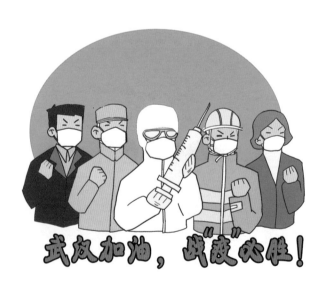

武汉加油，战"疫"必胜！

2. 坚决落实到行动

做好自我防护：能不出门就不出门，更不去人员密集的地方。随时记住：出门戴口罩、回家勤洗手、室内常通风。不相信和传播小道消息，帮助家人不信谣、不传谣。

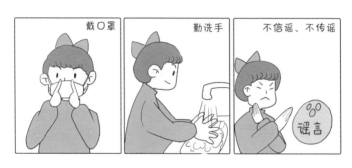

3. 坚守对生命的敬畏

敬畏生命，珍惜健康。对生命、对健康、对自然、对未知心存敬畏，构建与社会、与自然、与他人和谐共处的命运共同体。疫情中的"逆行者"——医务人员，科研人员，军人，钟南山院士、李兰娟院士等专家，火神山医院和雷神山医院的建设者……他们在危难时刻勇于担当，为人民的健康负重前行！要学会让责任、大爱成为我们生命的底色。

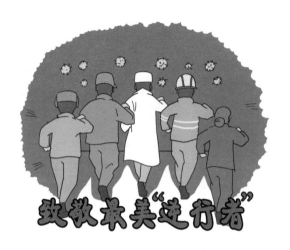

致敬最美"逆行者"

二、合理规划学习，为六月而拼搏

1. 正常作息，科学安排学习、生活和休闲时间

坚持正常作息，规律饮食，科学安排自己的学习、生活和休闲时间，适度运动、听音乐、阅读等，保持正常的生活节奏。

2. 合理规划，制订有针对性、有操作性的学习计划

有序开展复习对于每一位高三学子都至关重要。一定要结合自身学习状况制订有效的学习计划并切实实

行。可以制订阶段性计划和
长期计划，根据不同阶段、
不同学科的学习效果，查漏
补缺，各个击破。

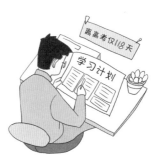

3.通过网络平台，开展多渠
道、多形式的学习

（1）适应空中课堂这种新的学习形式

认真听好每一堂课，做好在线交流、答疑解惑、完
成作业等每一个环节。记住心理学家艾宾浩斯的遗忘曲
线：遗忘趋势——先快后慢，先多后少。及时复习，减
少遗忘。

（2）充分利用丰富的线上学习资源

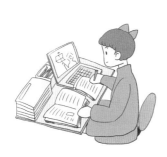

根据自己的学习情
况，有针对性地选择网
上课程（录播、直播课
程等）和学习软件来帮
助自己梳理和补充相关
知识。

4. 调整动机，保持中等水平

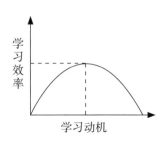

根据耶克斯—多德森定律，学习动机与学习效率的关系呈倒"U"形曲线。因此，保持中等程度的动机水平才更有利于学习效率的提高。

5. 认真执行，请父母帮助监督和落实

按照前述学习规划有序开展学习，自制力较弱的同学可以请父母监督自己，逐一落实。

三、保持良好心态，获得成长力量

1. 学会觉察，提升感知和认识自己的能力

我们在疫情中可能会出现一些心理应激反应，如：

认知：注意力难以集中、记忆力下降、敏感多疑；

情绪：恐惧、烦躁、焦虑、担心、情绪不稳定；

行为：反复刷手机、沉浸在游戏中、容易冲动、自控力降低；

躯体：食欲降低或暴饮暴食、睡眠质量不高、胸闷、难受。

2. 学会自助，接纳并调节自己的情绪体验

如果我们出现了上述应激反应，可以告诉自己这是一种正常的现象，每一种情绪都有存在的价值，即使是愤怒、恐惧、焦虑这些消极情绪，也是我们内心深处需求的表达。学会接纳、适度放松、合理宣泄，能帮助我们保持良好的心态，而这就是最好的免疫力。

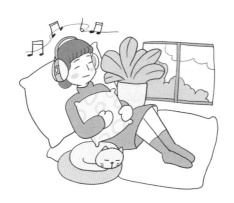

3. 学会认知，从积极的角度看待疫情

情绪 ABC 理论告诉我们，影响我们情绪和行为结果（consequence）的不是诱发事件（antecedent）本身，而是我们对事件的看法和信念（belief），对于同一件事情可能因为看法的不一样而带来不一样的情绪感受和行为结果。因此，学会合理认知，从积极的角度看问题是调节情绪最有效的方法哦！

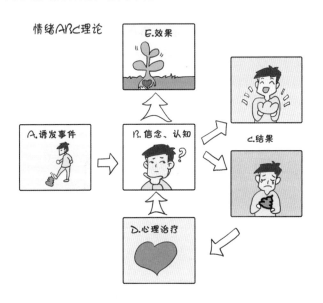

4. 学会沟通，建立良好的心理支持

如果感觉无法进入学习状态，不妨暂时停止复习，和家人说说自己的困惑，和朋友聊聊天。倾诉和沟通的过程就是治愈的过程，家人和朋友给予我们的理解和鼓励，会变成我们克服困难、勇敢前进的动力。

5. 学会求助，获得心灵成长的力量

通过以上方式，如果你发现还是很难调整好状态，建议及时寻求学校心理教师的帮助或拨打心理热线，使自己获得成长的力量。

没有一个冬天无法逾越，没有一个春天不会来临。相信待到春暖花开后，就是金榜题名时！这一场考试，我们与你并肩！

（高雪梅）

疫情中大学生的心理调适

2020 年初，这场始料未及的疫情让我们成为"宅男""宅女"。你有没有想过，如果有人邀请你参加这样一个实验——给你一个温度适宜的房间，里面有充足的食物和水，以及其他生活所需的物资和设施，包括手机、电脑、电视和 Wi-Fi 等，你能在房间里面坚持多久？

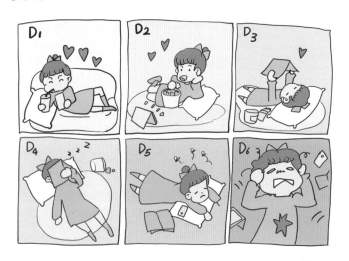

很多同学反馈，自己差点被疫情中的"被动宅"憋出内伤，觉得自己时而无力，时而无畏，时而无所事事。那么，如何成为一名有智慧、有力量、有觉察的"主动宅"呢？我们提供以下建议。

一、对疫情，像研究一样思考

目前，网上关于新冠肺炎疫情的信息铺天盖地，良莠不齐。如何理性看待，合理分析？这就需要你运用智慧，像做研究一样以科学的态度加以思考。

1. 关注权威信息

通过官方的、正规的渠道（如人民网、人民日报、新华网等媒体）了解新冠肺炎的相关信息，就如同你写文章查阅参考文献要讲求质量一样，而不是迷失在各种信息中，焦虑得隔一会儿就看一次手机，甚至被网上的负面消息气得睡不着觉。

2. 科学全面分析

对于收集到的信息，我们要用客观的态度、科学的方法加以理性的分析，这样得出的结论才具有指导意义。

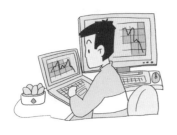

希望你能成为家族微信群里的辟谣主力军，给自己和家人的生活带来信心和希望。当然，如果你还擅长数据分析，甚至建立数学模型预测，那就更厉害了！

3. 做好自我防护

主动做到出门戴口罩、回家勤洗手、室内常通风、家中勤消毒，不随意去人员密集的地方。其实，甭管你是谁，疫情中不戴口罩出门，在别人眼中，你都如下图这样！

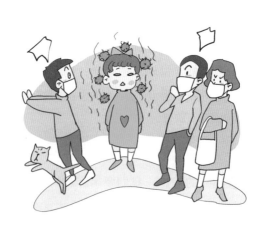

4. 严格听从安排

最近，有同学陆续向辅导员表达了想要回到学校，想要努力学习的强烈愿望。这种努力学习的想法值得赞赏，但是在特殊时期不按照学校统一安排私自返校的行为却不可取。"宅在家里就是做贡献"这句话很流行，也饱含深意。目前，各高校已经对网络授课做了安排，希望大家积极响应，做好在远程平台的学习。

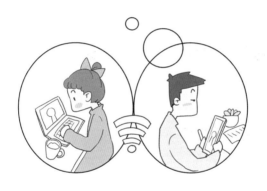

二、对家人，像专家一样支持

这个寒假，可能是你陪家人度过的时间最长的假期。在疫情期间，除了与家人一起做做饭、聊聊天，你还可以化身专家，给予家人心理支持和帮助。

1. 主动了解学习

疫情下，建议大家学习一些心理学知识。一方面，可以了解遇到突发公共危机事件时，人们会有哪些应激反应，比如身体上可能会出现心率加速、呼吸急促、血压上升等症状，心理上则产生焦虑、恐惧、愤怒等情绪；另一方面，可以掌握一些放松身体、疏解不良情绪的简单方法。

2. 提供心理支持

你可以试着与家人沟通，帮助他们在认知上把体验到的身心反应正常化；你还可以运用所学到的心理支持方法，帮助家人缓解身体紧张和负面情绪。

3. 连接内在资源

从过去、现在、未来三个角度，帮助家人连接内在资源。你可以帮助家人回忆过往发生过哪些幸福的事儿并体验积极感受，如被爱、被信任等，与过去的资源相连接；你可以询问家人做些什么能让他们感觉好一点儿，如听音乐、午睡、聊天、逗弄宠物、摆弄花草等，与当下的资源相连接；你可以和家人一起畅想疫情结束后的美好生活，如旅游、享用美食、参加聚会等，与未来的资源相连接，提升家人的安全感和幸福感。

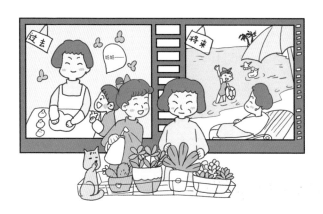

4. 联系专业热线

　　如果在你的帮助下，家人的应激反应仍然无法缓解，你还可以主动帮助他们联系专业心理热线和医疗热线获得支持。

三、对自己，像智者一样觉察

　　疫情中宅在家，留出独处空间，是一种积极主动的自我观照，也是自我觉察的好时机。推荐大家使用"内在冰山"的方法来观照和觉察自己。具体方法如下。

1. 觉察你的行为

　　梳理一下自己最近做了些什么，如何安排每天的时间，这么安排的目的是什么。

2. 觉察你的情绪

　　当你做这些事时，你体会到的情绪有哪些？是愉快、兴奋、喜悦、平静，还是愤怒、无助、难过、委屈？

3. 觉察你的观点

　　当你体会到这些情绪时，你心里是怎么想的？你如何看待自己、看待家人、看待学校、看待社会？这些观点中哪些是合理的？

4. 觉察你的期待

　　你心里对自己、他人有什么要求？是否能知道别人对你又有什么要求？

5. 觉察你的渴望

　　你内心真正想要的是什么？你希望自己是怎样的？（比如有价值、有力量、有意义、被爱、被认可）你的行为、情绪、观点和期待能否真正帮助你实现你的渴望？

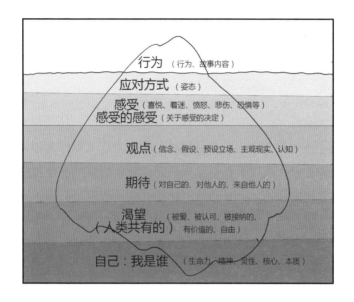

做到这些，你会发现这个长假给你带来的意义和价值。

亲爱的同学们，春天已经悄悄来临！希望你能以充满智慧、力量和觉察的方式主动宅在家中，静待返校佳音！

（叶海燕）

疫情中老年人的心理调适

本次疫情中人群普遍易感，而危重症人群以老年人居多。老年人由于各项生理机能老化，对抗外界应激源的抵抗力降低，一旦感染将面临更高的风险。新闻报道的危重病例及死亡病例中，老年人居多，这就会对他们的心理造成巨大的负面冲击。因此，老年人除了要预防病毒感染外，还要重视心理防护，跳好心理的"广场舞"，增强战胜疫情的心理免疫力。

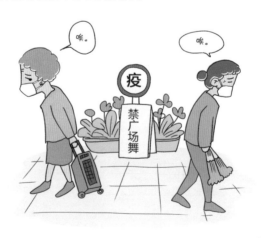

一、疫情中，老年人的心理不适和行为变化

虽然大多数老年人能够积极配合防控工作，坦然面对疫情，但有些人会出现不同程度的心理不适，甚至心理问题。

1. 固执和侥幸心理

固执地认为病毒不会感染自己，不听劝阻；缺乏相应的预防感染的知识，抱着无所谓的心态面对疫情的来袭。

2. 孤独和依赖心理

疫情期间，由于缺乏与同龄伙伴的交往，老年人可能会感到孤独，与家人的情感交流减少，从而出现焦虑不安、心神不定，不停唠叨、打电话、发微信等行为；也可能对家人产生过分依赖，表现为被动顺从、犹豫不决、畏缩不前、事事依赖别人等，这可能导致情绪不稳定、感觉退化。

3. 易怒和恐惧心理

老年人不仅对当前事件易怒，且易引发对以往情绪压抑的怒火。恐惧也是老年人常见的一种心理状态，当

恐惧感严重时，还会出现血压升高、心悸、呼吸加快、厌食等症状。

4. 抑郁和焦虑心理

抑郁症状主要表现为压抑、沮丧、悲观、厌世等。焦虑会使老年人变得心胸狭窄、固执、急躁。这两种情绪让老年人整日提心吊胆、注意力狭窄，总关注负面信息，稍有不适就认为自己被传染了病毒。

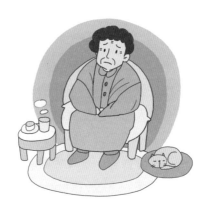

5. 过度反应和心理惯性

老年人通常表现出两个极端。一是过度反应，即过度紧张、心理负担过重。二是延续心理惯性，认为自己反正一大把年纪了，以前怎么过现在就怎么过——以前上街，现在也上街；以前不戴口罩，现在也不戴口罩；以前不注意勤洗手，现在仍如此。饮食习惯也沿袭非疫情期的做法，不注意饮食卫生。同时，由于封闭在家，活动减少，缺乏锻炼，以及受各种负面信息的影响，老年人容易出现睡眠减少或难以入睡的情况，产生睡眠障碍和其他问题。若近期才出现睡眠浅、多梦、早醒等睡眠障碍，应引起重视。

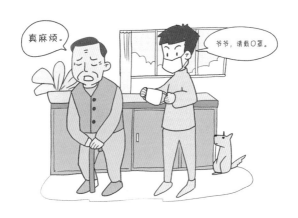

二、疫情中，老年人的心理防护

做好老年人的心理防护，有助于避免这次重大的疫情事件对其心理产生负面影响。老年人的心理防护可以从以下几个方面入手。

1. 主动预防

（1）主动了解防控知识，增强对虚假和错误信息的辨识能力

积极主动地学习获取疫情信息的方法和手段，比如，小区的宣传栏，微信群的权威推文，电视新闻报道，家人的宣传和讲解等。

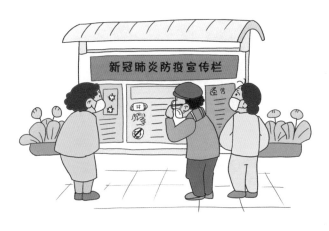

（2）重视疫情期的各种防护

外出务必戴口罩，回家务必彻底洗手、消毒；尽量减少到公共场所活动，减少乘坐公共交通工具；保证睡

眠，注意保暖，适度锻炼，提高身体的抵抗力。身体健康才能抵抗病毒的侵袭。

（3）养成好习惯，做好身体管理

①合理饮食。摄入碳水化合物（大米、白面等主食类）要适量，要摄入富含优质蛋白质和维生素的食物。

②合理运动。如在屋里来回走动，打太极拳，跟着视频做广播操、座椅健身操，单脚站立等。

③定期监测。定期监测血糖、血压、心率。

④生活规律。合理安排作息时间，每天睡好子午觉。建议晚上 11 点前就上床休息。多休息、多睡眠可以在一定程度上提高免疫力，抵抗病毒的侵袭。

⑤按时吃药。这是最重要的一点，如果有基础疾病，一定要按时吃药！

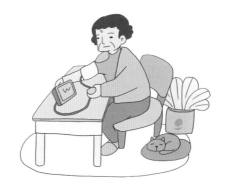

2.生活充实

"树老怕空，人老怕松。"疫情期间，老年人要充实日常生活，做到老有所为，老有所乐。

首先，放松心情。老年人可以借此机会多跟家人聊聊天、唱唱歌、下下棋、浇浇花、写写字、看看报、看看喜剧、打打太极拳，做自己喜欢做的事情，从中寻找快乐。在保证安全的前提下，也可以充当社区的安全员或志愿者。

其次，坚持学习。老年人可以大胆尝试一些新事物，培养自己的兴趣爱好。同时，老年人可以在子女的帮助下学习现代化的生活方式，如学习上网等，尝试接受健康的新观念；提高自身修养，利用这段空闲时间多看看书，保持积极的心态。

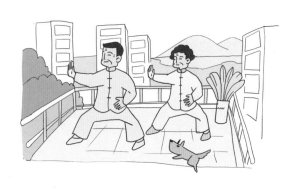

3. 心态良好

疫情期间，老年人的心理防护要从老年人自身及其家庭成员着手，培养良好的心态。

（1）保持乐观、积极、理性的心态

"正视现实，接受挑战；乐观豁达，安享晚年；适应今天，迎接明天。"对疫情的现状和趋势采取接受的态度，正确看待疫情，坚信好心情比十服良药更能解决心理困扰。同时，坚信国家一定能突破困境，转危为安；做好自身防控；多关注正面信息，保持心情舒畅，避免焦虑、紧张。

（2）家庭成员应积极协助

家庭成员应及时为老年人提供情感关怀、精神鼓励和心理安慰，缓解其紧张情绪，提供充分的陪伴，营造良好的家庭氛围，帮助其维持良好的生活心态。此外，如果老年人出现严重的情绪障碍，一定要及时寻求专业的指导和心理援助。

良好的心态是战胜疫情的良方。特殊时期，老年人不能去广场锻炼，那就跳好心理的"广场舞"！

（吕厚超）

第三篇

不同职业者的心理关爱

疫情中企业员工的心理防护

　　新冠肺炎疫情虽然还在蔓延，但部分企业已陆续复工。如果员工对疫情的各种担心、焦虑、恐惧等情绪不经过正确的舒缓或引导，可能会导致他们出现拒绝回到工作岗位、对工作感到害怕和厌烦、工作效率降低、注意力涣散、工作态度散漫等问题，这些问题累积起来，就会影响员工的工作状态和效率。面对疫情中的这些问题，企业员工应该如何调节自己？企业又应如何帮助员工做好心理防护呢？

一、员工角度：做好心理调适

1. 察觉心理反应

　　（1）焦虑和恐惧情绪可能会伴随

　　作为上班族，除了因工作和生计原因产生的"急迫返岗心态"外，更多的还是"惧怕返岗心态"，产生担心、害怕甚至恐惧情绪。例如，担心环境是否安全、与他人接触是否可能被传染、在公共场所吃饭是否有病毒等，这些担心会转化为员工对上班的焦虑和恐惧。

（2）注意力涣散导致工作效率低下

目前疫情的信息满天飞，由于担心自己的安危，人们很容易被相关的疫情信息分散注意力，过于警惕紧张，这必然导致工作效率下降，甚至无心工作。如果是远程办公，在家里没有工作氛围，工作习惯和行为还未形成，人们更容易因自律性问题导致工作效率低下。

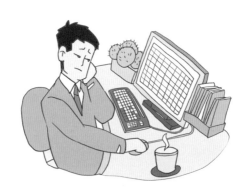

（3）部分员工会出现过度应激反应

上班必然会和同事产生一些互动，如果同事中有负能量的人，那他们很可能会给其他人带来负面影响，让人感到烦躁不安。当情绪问题、注意力问题以及周围的负能量累积，员工可能会出现过度的应激反应。如果出现以下心理过度应激反应，则需要通过专业帮助来缓解。

第一，连续3天或更长时间由于担心上班被传染病毒而入睡困难、多梦、早醒等。有明显的身体不适感，如食欲不振、多汗心慌、坐立不安、尿频等。

第二，反复假想或设想上班后与疫情相关的信息、视频，或脑中不断冒出相关字眼。

第三，容易受到惊吓，或者不敢看上班的相关信息。

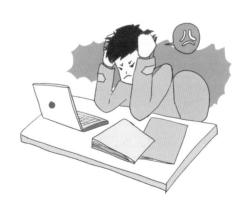

第四，一想到上班，就明显地表现出情绪不稳定、紧张、恐惧，或抑郁、容易发脾气等。

第五，出现针对领导、同事和组织的冲动性、攻击性、伤害性的言语和行为。

2. 自我心理调适

（1）针对情绪问题，可以采取情绪降级法

情绪降级法指不能一次性把强烈的恐惧转换为平静心安时，可以采用先把恐惧转化为害怕，然后把害怕转化为担心，把担心转化为紧张，再把紧张转化为不爽，最后把不爽转化为心安的方式，来调适自己的恐惧心理。

（2）针对负能量问题，可以采取聚焦当下的正念法

首先，可以采取坦然接纳的态度。一方面，面对疫情和上班这个事实，我们需要坦然接纳；另一方面，面对上班产生的各种负面情绪，我们也要勇于接纳。

其次，针对注意力聚焦于负能量的问题，可以采取聚焦当下，活在当下，为所当为，做自己应该做和可以做的事情的方法。其中，用正念训练自己是关键。所谓正念，便是我们对于当下的有意识且不加任何评判的觉察和注意。

（3）针对工作效率问题，可以采取自我训练法

番茄工作法：工作以 25 分钟为一个单位，此间只能专心工作，别的什么都不能干。工作 25 分钟之后，允许休息 5 分钟，这样可以帮助自己合理区分工作和休息时间。

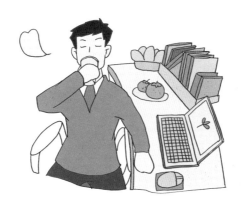

梳理任务清单：工作前建立一个日程表，注明工作任务和工作目标，并严格执行，每天工作结束后进行自我总结。

创造仪式感：对于远程办公的人们，可当作正常上班一样上下班，准时起床，换上正式的装扮，在家里寻找一个适合工作的地方开始专心工作。

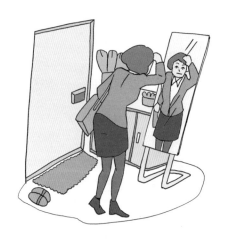

一次只做一件事：一次只把精力放在最重要的那件事情上。一天当中需要集中精力的工作，尽量放在上午搞定。要增加时间的"质感"，浓度增加了，产出就会增大。

二、企业角度：实施心理关爱

1.加强心理防疫宣传

一方面，企业要向员工普及疫情知识，提升员工的防控意识，发布官方的权威信息，做到不传谣、不信谣、不恐慌、不歧视；另一方面，企业可以通过微课、小贴士、微信分享等多种形式做好心理健康科普宣传，提高员工心理保健意识和心理素质，积极应对危机。

2. 做好 EAP 服务

EAP，即员工帮助计划（employee assistance program）。作为员工福利，企业可为员工提供专业的心理健康体检、辅导、培训，并且通过提供心理咨询服务帮助员工疏解

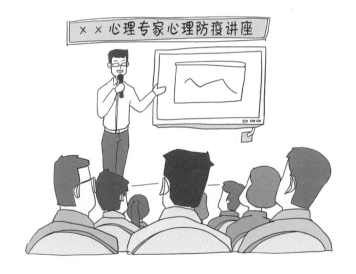

不良情绪，摆脱心理困境与危机；通过推送线上专题或心理微课，以帮助更多的员工及其家属科学理性地认知与加强心理防护等。

3. 关爱特殊员工

针对确诊或疑似病例的员工，家中存有确诊或疑似病例的员工，身处重灾疫区的员工，有亲人离世的员工，以及长期奋战在一线的"逆行"员工及家属，企业应密切关注其身体健康与心理健康。除了搜集信息，上级领导还应通过主动询问身体状况、生活状态以及困难需求等方式，评估其当下的状态，加强心理联结，实施心理关爱，增强员工的信任感、归属感。

（杨　东）

疫情中基层社区工作人员的 心理调适

　　自新冠肺炎疫情防控工作开展以来，基层社区工作人员义无反顾地走在基层防线最前沿，挨家挨户登记居民信息、分发疫情宣传单、排查疑似人员，肩上担负了不少责任，也被赋予了"多重身份"。连日的超负荷工作造成的巨大工作压力和心理压力，使他们身心俱疲，有必要进行适当的心理调适。

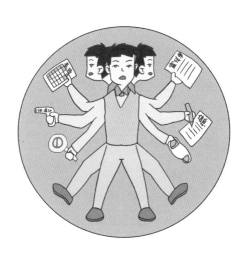

一、心理不适的主要表现

如果出现以下状况，就可能是出现了心理不适的预警。但这些反应在危机事件期间可能都会出现，这是在非正常情境下的正常反应，如果不超过1周，不必过度紧张；如果超过1周并影响到日常工作、生活、人际交往，则需要寻求心理支持或帮助。

1. 认知方面

记忆力明显下降、注意力不集中；非常担心被传染，总觉得自己可能发烧了，特别关注身体的各种感觉，并将身体不适与"疫情"联系起来；频繁出错、经常口误、丢三落四；吃饭时担心食物受到了病毒的污染。

2. 情绪方面

易激动、易激怒；不能静下来做其他事情，心绪杂乱；持续出现紧张、担心、焦虑、恐惧、悲伤、抑郁等负面情绪。

3. 行为方面

忙得停不下来；可能出现强迫行为，如不断刷手机查看疫情相关的信息；过度消毒，如反复洗手等；食欲不振或饮食无味；每天多次测量体温；决策力下降、回避、社会退缩。

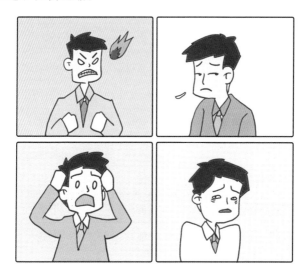

4. 身体方面

身体频繁出问题，容易疲劳困倦，并引发肌肉紧张、躯体功能混乱和食欲下降等症状；睡眠不安；持续的疲劳感（休息后不易恢复）。

5. 态度方面

产生对人、对事物态度的消极改变，原本有兴趣的事情觉得索然无味。

以下是一项简易的心理测量量表"12项一般健康问卷（GHQ-12）"，可以对你两三周前到现在的状况进行初步评估。

1. 在做事情的时候，能集中精神吗？	能集中	和平时一样	不能集中	完全不能集中
2. 有由于过分担心而失眠的情况吗？	没有过	和平时一样	有过	总这样
3. 觉得自己是有用的人吗？	有用	和平时一样	没有用	完全没有用
4. 觉得自己有决断力吗？	有	和平时一样	没有	完全没有
5. 总是处于紧张状态吗？	不紧张	和平时一样	紧张	非常紧张
6. 觉得自己能解决问题吗？	能	和平时一样	不能	完全不能
7. 能享受日常活动吗？	能	和平时一样	不能	完全不能
8. 能够面对你所面临的问题吗？	能	和平时一样	不能	完全不能
9. 感到痛苦、忧虑吗？	不觉得	和平时一样	觉得	总是觉得
10. 失去自信了吗？	没有	和平时一样	失去	完全失去
11. 觉得自己是没有价值的人吗？	没有觉得	和平时一样	觉得	总是觉得
12. 觉得所有的事情都顺利吗？	顺利	和平时一样	不顺利	完全不顺利

该问卷共包括12个项目，回答前两项计0分，回答后两项计1分，总分范围为0~12分。分数越高，表示心理健康水平越低。总分超过3分为心理状况不佳；总分超过5分提示你需要引起注意，或者向专业心理服务人员寻求帮助。

二、如何进行心理调适

1. 社会层面的保障

　　基层社区工作人员奋战在抗击疫情的前线，社会各界对他们应给予尊重、理解、支持、配合和关爱。基层政府也要做好各项保障工作，避免因防护不到位导致他们被感染；多关注社区工作人员的家庭生活，让他们能够踏踏实实投入抗疫前线；应充分重视他们的心理问题，通过适当方法进行疏导，安排适当休息，合理轮岗，对他们予以关爱和支持，为其提供充足的心理保障和心理抚慰。

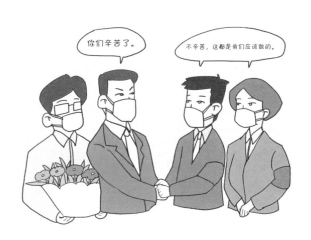

2. 个人层面的应对

（1）理解他人

在社区工作中遇到居民不配合时，工作人员应先表示理解，毕竟大部分人是可以配合的，只有极少数人可能受疫情的影响较大，情绪和行为难以控制，容易发生冲突。在这种情况下，先表示理解，有助于平复他们的情绪，也有助于后期工作的开展。

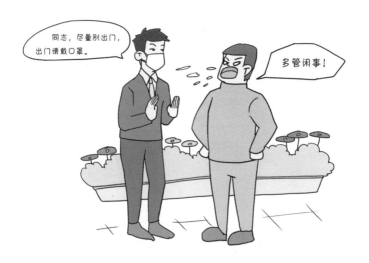

（2）理解自己

在应激状态下，一些基层社区工作人员会感到情绪不稳定，容易生气、着急，不被理解时容易委屈，遇到无能为力的事情时非常抑郁，甚至有负罪感。他们有时还会觉得注意力、记忆力、睡眠受到了影响，而这些是在应激状态下的正常反应。社区工作人员要理解这样的反应，如果很难受，就暂时停下工作，找个安静的地方做深呼吸，进行缓解、调节。另外，要时刻告诫自己，你我皆凡人，不能解决所有的问题，为自己找一个合适的理由放松心情。

（3）保护自己

社区工作人员除了要严格做好疫情防护、避免被感染之外，也要从心理方面做好防护。如果工作压力大造成身心不适，或者家里有重要的事情，要及时和上级、同事沟通，必要时可以停止工作或轮换工作。如果自己调整不好，可以拨打心理援助热线寻求专业的帮助。尽量保证正常的饮食和营养；要挤出时间休息，尽量保证自己有充沛的精力；要注意身体状态及身体发出的报警信号，若有身体不适，应及时就医；保持稳定的情绪，压力大时可以和熟悉的人多聊聊，和他们保持紧密联系；遇到困难及时寻求帮助，不要硬扛；在休息场所播放一些轻音乐，让自己能够在休息时得到最快的、最好的放松。

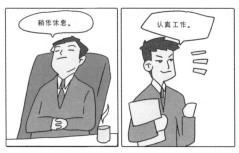

（4）掌握必要的心理防护策略

首先，学会宣泄负面情绪的技巧，如心情特别压抑时，可以找一个没人的地方好好哭一场，哭完之后会感觉到放松。如果有条件，可以在办公室或工作休息场所放个拳击袋，花几分钟时间做一些拳击性运动，也会马上得到放松和调整。

其次，积极地做一些简便的运动，如打太极拳、举重、仰卧起坐等。运动一方面可以提高肌体的抵抗力，另一方面也是非常好的减压方式。

再次，通过可能的途径，定期与家人沟通交流。对一个人的精神支持和心理支持，最重要的是来自家人和亲人的关爱。与家人沟通交流既能够帮助自己减压，也能增加家庭的和谐度。

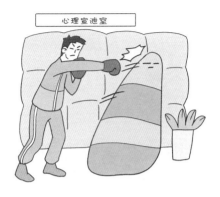

最后，不要熬夜，尽量准时上床睡觉、准时起床；睡前半小时不要观看电视、手机、书报等；听一些助眠的音乐；白天适量的运动可以帮助睡眠，但夜间的运动可能会影响睡眠；晚餐不要吃太饱，不要在晚上喝酒、咖啡、茶及抽烟，睡前喝杯热牛奶助眠；如果上床30分钟后还是睡不着，可以起床做些单调的事情，等有困意后再上床睡觉。

总之，心理问题本身并不是问题，如何看待和解决才是问题。基层社区干部和工作人员只要能充分认识到心理不适的不良影响，并采取合适的心理策略进行积极应对，一定能战胜心理"疫情"，打赢基层社区疫情阻击战！

（吕厚超）

疫情中医务人员给患者的心理关爱

据中国新闻网 2 月 11 日报道，浙江大学医学院附属第一医院参与新冠肺炎危重症患者治疗的医生张京臣被患者咬伤，所幸该患者当日病毒核酸检测已转阴，但张医生需要定期复查。

作为白衣天使的医生救了患者的命，可该患者为什么要"恩将仇报"呢？这是现代版的"农夫与蛇"吗？原来该患者的精神状态"还不是很稳定，有点意识不清，出现了谵妄现象，人有点烦躁"。据院方介绍，此次疫情中，这类惊险的情况随时都有可能发生。张医生的遭遇给广大一线医务人员提了个醒，作为一线的医务人员，我们既要救死扶伤，同时也要注意患者的心理状态。面对患者的心理状况，我们应如何给予心理疏导？面对疫情，让患者拥有积极乐观的情绪和健康向上的心态，也是打赢这场疫情防控阻击战的重要一环。

一、与患者建立良好的医患关系

1. 与患者多交流

　　在院人员，不论是确诊患者还是疑似病人，在查房时，医务人员可以跟病人多说几句话，或许这会使他们的情绪有所改变。例如，可以对病人说："焦虑会影响自身抵抗力，即使在隔离期间，我们也要好好吃、好好睡、多喝水，正视焦虑，才能帮助自己更快恢复。"医务人员也可以说一些目前了解到的社会情况，增加患者的信心和治疗动机。

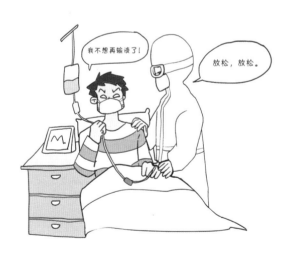

2. 共情和理解

　　医务人员可以设身处地地站在患者的角度去感受、体验患者的情绪，理解患者的想法和行为，对患者产生共情，并向患者表达自己对其的理解，从而让其明白这样的焦虑、失眠等是正常现象。

二、心理评估

　　第一，评估患者心理危机的严重程度。包括想法、行为、生理反应等。

　　第二，确定患者目前的情绪状态——患者情绪能动性或无能动性的水平。

　　第三，确定可变通的应对方式、应付机制、支持系统，或对患者而言切实可行的其他资源。

　　第四，确定患者致死的水平，包括对自我或对他人的伤害危险性。若在院人员存在攻击性行为，或有情绪反应激烈、自杀自伤等情况，一定要及时上报医院相关领导，做好转介或转交相关专业人员进行治疗。

三、心理健康教育

1. 正常化患者的心理反应

让患者明白，在这样的疫情下，他们所经历的恐惧、担心、烦躁、无助等情绪都是正常的，焦虑本身对我们有着重要的积极意义，能够帮助我们更好地适应这个世界，是正常人在非正常情况下的一种正常反应。

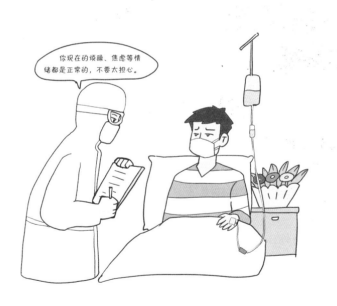

2. 提供有关心理和生理应激反应的信息

比如让患者知道，当我们焦虑的时候，就容易失眠、不想进食等，或者过于将自己身上的感受与网上讲的症状进行对比。

3. 认识到"扳机点"很重要

"扳机点"就是唤起我们焦虑的外在或内在事件。本次疫情中，最常见的外在事件就是不断看手机中的负性信息，内在事件则是过度关注自己身上的感受。

4. 解释治疗过程和原理，注入康复的希望

医务人员要让患者明白他们需要怎么治疗，并且在与患者的沟通中注入康复的希望，让其更愿意配合治疗。

5. 情绪调节的引导

可以使用一些开放式问答引导患者，例如：现在你可以做什么让自己感觉好一点？你可以做些什么来调节自己的情绪？增加患者的自我掌控感，同时肯定患者在做的努力。

另外，也可以告诉患者，调节情绪、调整睡眠，都是防止病情进一步恶化的重要方式。比如在武汉方舱医院，医务人员带领病人跳起的"坝坝舞"、打起的太极拳，都是很好的调节方式。

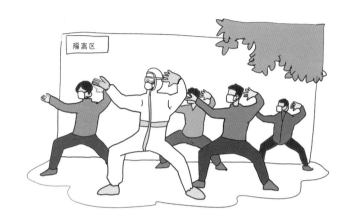

6.支持系统的引导

询问患者有哪些人可以给予他支持或是已经给予了他支持，以此来增加患者的治疗和康复动机。要让患者认识到家人是一种支持，治疗是一种支持，医务人员与患者的交流也是一种支持，社会上所有与疫情相关的举动都是支持。

四、希尔三阶段心理干预方法

这是人们很容易学会、马上就可以用的简便方法，在此分享给大家。

第一阶段——探索阶段：患者有什么问题？可以使用倾听、共情、理解、澄清、聚焦等方式为患者做基本的心理评估。常见的评估是失眠、饮食和焦虑的躯体化反应、自杀自伤等；共情中常见的是对失控的担心，对不确定感以及未知的担心；个别人会有死亡焦虑。

第二阶段——领悟阶段：什么原因让患者有这样的情绪？可以通过提问来促进患者领悟。一般提以下四个问题中的一个促进其领悟："什么原因让你有这样的焦虑？""如果你一直保持这样的焦虑会给你带来什么样的影响？""假如出现了最糟糕的情况，你可以怎样应对？""如果朋友或亲戚有这样的想法，你会怎么去安慰他？"

第三阶段——行动阶段：面对这样的情绪，怎么去调节？要落实到马上可以做的具体行动中去，可以通过以下问题来询问："现在你可以做什么来帮助自己？""现在你可以做什么来让自己感觉好点儿？""如何在失控／不确定／未知的恐惧感中通过行动去找到控制感／确定感？"

（杨发辉）

疫情中教师的心理调适

为了有效地阻断病毒的进一步扩散和防控疫情，各地中小学要求教师使用电脑和各种网络平台，向学生进行远程网络授课。对此，很多教师表示"压力好大，好焦虑""晚上睡眠质量不好，经常早醒或失眠"，还有教师担心"不能保证网络教学的质量"。在工作任务的挑战和压力下，教师在心系学生安危的同时，也要关注和关爱自己的心理健康。

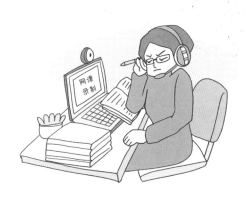

一、工作任务压力下的心态和心理问题

第一，要进行网课教学，需要比较好的电脑设备，还需要教师有一定经验。现在许多搞自媒体的人对此轻车熟路，可是一线教师们习惯了粉笔黑板，很难在短时间内熟练操作，尤其是一些中老年教师。

第二，担心学生不能自觉学习。平时在课堂上，教师眼观六路，耳听八方，紧盯着每一位学生的举动，即使这样还是有人上课走神。现在教师根本看不到学生，没有教师的监督，学生都会认真投入网络学习吗？

第三，教师也是疫情中人。现在他们既要照顾好自己和家人的生活，还要担心自己和家人的身心健康，所以压力比平时要大。

第四，放假前，不少学校就布置了很多工作任务，如备新课、教学研究等工作，现在又多了在线教学，教师真的太累、压力太大了。

二、心理自助和关爱建议

1. 正确认识和接纳可能产生的焦虑情绪

教师不需要因为感到"焦虑"而自责和"没面子"，

应告诉自己，"这些都是在压力下正常的心理反应"，要正确认识和接纳这些情绪的存在。当然，过度的焦虑和担忧会扰乱工作时的清晰思维，会影响自己做出正确的判断及选择，也会影响身心健康。适当的焦虑有积极意义，会促使我们采取更好的行动保护自己，如因为担心被病毒感染而主动戴上口罩和勤洗手。此外，适度的现实性焦虑还能促使我们更加积极地投入工作任务中。情绪本身没有对错，但有积极和消极之分，也有适度和过度的区别。接纳适度的焦虑和担忧，是调整好情绪的第一步。

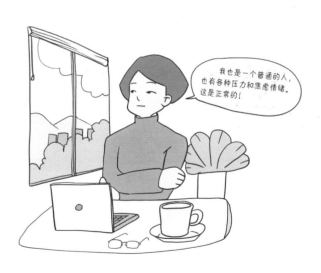

2. 学会主动调节自己的负面情绪和消极心境

教师们可以学习掌握几种主要的放松方法和技巧，主动帮助自己放松减压，把握身心平衡的和谐状态。比如常用的放松方式有呼吸放松、肌肉放松和冥想放松。另外还可以运用"心理着陆技术"帮助自己稳定情绪，找到安全感和自我内在精神的稳定性，有效缓解过度焦虑和无助等负面情绪和消极心境。心理着陆技术的具体应用和方法很多，下面介绍几个情绪抚慰性的心理着陆技术。

①对自己说非常宽厚温和的话，就好像你正在和一个很小的孩子说话。例如："我是一个好人，正在经历困难的时刻，我是能够挺过去的。"

②想喜欢的东西。想想你喜欢的颜色、动物、季节、食物、电视节目。

③想想你关心的人（例如你的孩子），看看他们的照片。

④回忆鼓舞人心的歌曲、名言或诗歌。例如，回忆和哼唱歌曲《明天会更好》《爱的奉献》等。

⑤回忆一个安全的地方。回忆并描述一个你感觉特别令人舒适的地方（可能是海滩或山上，或者你喜欢的

房间）；关注那个地方的所有事物——声音、颜色、形状、物件、质地等。

⑥复述一句话。如："我能够应付这些。""这种感觉会过去的。"

⑦安全地犒劳一下自己。例如：给自己做一份甜点、一顿可口的晚餐，洗一个热水澡。

⑧想一件你期望在疫情结束后发生的事。可以是和朋友一起去看电影或远足。

3. 建立充分的人际支持系统

良性的人际支持系统不仅有助于促进身心健康，还可以有效地帮助我们缓解焦虑和压力。在建立人际支持系统的同时，也可以成为他人的有效支持；"利他"有助于获得存在感和价值感，进而促进自身心理健康水平的提升。所以在疫情期间，各位教师可以做以下尝试。

（1）与家人、朋友建立连接和情感支持

宅在家里备课之余，可以与家人进行互动，从而获得更多的理解和情感支持。比如，可以与居住在一起的家人共同分享心情，共同健身，共同游戏，也可以通过视频等方式与不能见面相聚的亲朋好友进行"空中聚会"，互相交流分享、互送祝福。

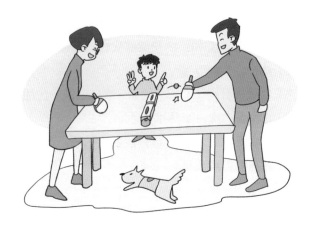

（2）与同事建立团队连接和互相支持

教师们可以与同事在网络上建立起各种团队，一起开展教研活动，共同分享、学习新的教学技术；也可以一起开展娱乐活动，如网络歌唱比赛，用照片或者视频在朋友圈中秀厨艺美食等，共同分享好心情。

（3）与学生建立连接和交流

除了付出自己的爱心和履行教书育人的职责，在假期里主动关爱、支持学生外，教师也可以通过网络多与学生交流互动，共同开展一些师生都感兴趣的、有意义的活动。比如：关心疫情，帮助他人献爱心活动，师生可以一起讨论捐赠计划；了解病毒，开展自我防护小知识抢答比赛；开展"我为保护大自然和环境献计献策"小活动；等等。这些活动既能增长学生平时课堂上学不到的社会知识，又能提升学生的人文情怀、社会责任感，让学生懂得尊重科学、珍爱生命、奉献爱心的重要性。

其实，在新冠肺炎疫情和工作任务挑战的双重压力下，教师可以学习和掌握更多新的职业知识及技能，也有更好的自我成长和职业发展的机会。只要善于在自我关爱的同时化压力为动力，相信我们的教育情怀、教育理想与教师的社会价值都能得以实现。

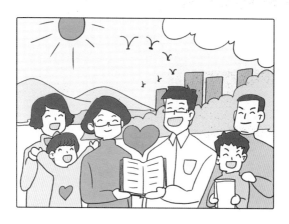

（黄　蓓）

第四篇

疫情中的社会心理

疫情中如何不被谣言所裹挟

自新冠肺炎疫情发生以来，网络上各种有关疫情的谣言就开始满天飞。比如：新冠肺炎只会感染中老年人；喝高度白酒可以抵抗新型冠状病毒；带毛领或者绒线的外套容易吸附病毒；新型冠状病毒是某些国家发动的基因战；双黄连可以预防新冠肺炎；中国被列为疫区国，经济将倒退 20 年……

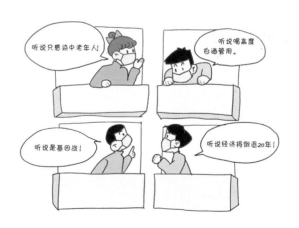

这些谣言就像寓言故事《咕咚来了》中的情节一样，一传十、十传百，迅速占领朋友圈。虽然它们最终都被官方或专业人士所辟谣，但对民众心理和疫情防控的影响却是巨大的。

不难发现，无论是国际还是国内，几乎每一次突发灾难性事件中都少不了谣言的身影——2001年的911事件、2003年的SARS暴发、2008年的汶川地震、2014年的MH370失联等等。

为什么谣言总是与灾难如影随形？谣言背后折射出大众的哪些心理？我们在疫情中如何做到不信谣、不传谣？

一、抽丝剥茧——为什么会产生谣言

1. 疫情的重要性和不确定性

事件越重要、越不确定，谣言的传播量就越大。新冠肺炎疫情来势汹汹，对它的产生根源、传播途径、检测手段、疫苗研制等都还处于推测和研究过程中，为谣言的产生提供了肥沃的土壤。

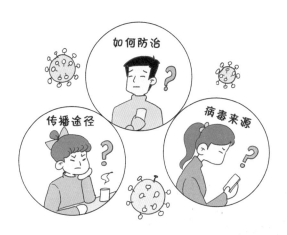

2. 信息的模糊性

疫情初期，民众对疫情产生的强烈的信息知晓欲与权威部门的信息披露程度之间存在着较大差距。信息的模糊性、不透明性和盲点为谣言的产生提供了基本条件，助长了谣言的传播。

3. 传播的低成本性

"当真相还在穿鞋的时候，谣言就已经跑遍半个地球了。"这句话揭示了谣言传播的低成本性，即谣言之所以跑得快，是因为真相需要证据，谣言只需要载体就行，互联网加速了谣言传播的速度。

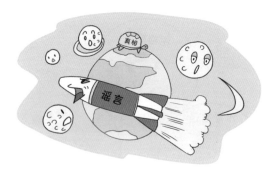

4.转发的规模效应

心理学家早就发现了谣言中所谓的"真理效应"，即听谣千遍，假也成真。疫情中的各种谣言，就是因为在查证之前就被疯狂传播，不断重复，重复，再重复，最后三人成虎，成了大家公认的"真理"。

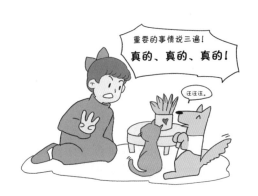

二、蝴蝶效应——为什么人会相信谣言

1.趋利避害的本能

心理学研究发现，人类大脑的进化优势之一就是具有负性偏好，能够帮助人类尽快规避威胁、逃离险境。因此，当我们看到疫情相关信息时，第一反应不是求证，而是考虑如何趋避，从而盲目相信和分享谣言。

2.焦虑恐惧心理

疫情诱发的焦虑、恐惧使我们处于一种认知失调的状态，相信并传播谣言为我们提供了一条舒缓负面情绪、维持心理平衡的途径，获得一种"不是我一个人害怕""我不是一座孤岛"的心理支持感。

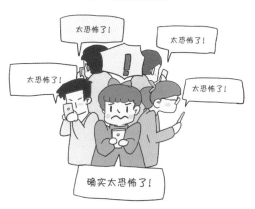

3. 安全感的缺乏

新冠肺炎疫情中,我们的"安全需要"受到强烈冲击。谣言,尤其是有关疫情防控方面的谣言就成了一根救命稻草,导致"宁可信其有,不可信其无"心态的产生。

4. 从众心理

从众是导致我们信谣传谣最典型的心理。由于缺乏对疫情的独立思考,我们往往会选择随大流,往往对大家都在转发的谣言信以为真,从而加入一场场"狂欢"。抢购双黄连就是这一狂热行为的真实写照。

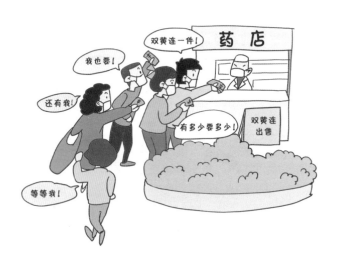

5. 满足心理需要

对于满足我们内心"需要"的谣言，即使辟了谣，人们依然还是想要选择相信，因为这是大多数人赞同且期望发生的事情。比如，刷爆朋友圈的又一波谣言"'哈佛八剑客'集体回国，美国惊慌失措"就是满足了人们心理需求而被广泛传播的例证。其实"哈佛八剑客"自2009 年就已陆续回国，并非发生在当下这个时期。

三、三思而行——如何应对疫情中的谣言

疫情中的谣言，也会如病毒一样影响我们的身心健康。那么，我们应该如何应对平台中的各种谣言呢？

1. 关注官方信息，积极辟谣

面对一条条无法辨别真伪的消息时，大家不要轻易相信，更不要轻易传播。目前，人民日报、新华网以及一些省市的微信公众号和官网都推出了专门的新冠肺炎疫情辟谣专栏，我们可以通过这些辟谣专栏了解相关信息，做到不被谣言所左右。

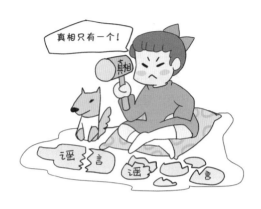

2. 保持独立性，让自己成为谣言粉碎机

保持理性，凡事三思，不轻易被谣言所裹挟。同时，不妨动动自己的手指，转发一些官方的辟谣信息，帮助大家在混乱中保持冷静独立的心态。

3. 学会等一等

研究发现，在灾难期间散布的谣言很快就会被揭穿，从谣言的初始传播到最终辟谣大多只需要几个小时。因此，当我们在网上看到不知真假的消息时，最好的方法就是等等、再等等，随着时间的流逝，谣言总会不攻自破。

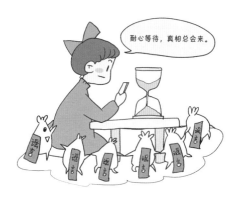

　　"谣言止于智者"，愿大家在疫情中始终保持一份理性，不让谣言成为恐慌的源头。

（高雪梅）

疫情中如何应对恐惧心理

一、在疫情中，为什么会产生恐惧心理

新冠肺炎疫情对民众的冲击直接、切近、现实、强烈。这种冲击具有卷入度高、时间较长、覆盖面广、不确定性、信息混乱、涉及生死等特点。这种全域性、全时段、全人群、全行业的影响很可能会让人们产生恐惧心理。

二、如何消除、缓解我们的恐惧心理

1. 放松呼吸法

呼吸可以告诉我们身体是安全的，可以放松。放松呼吸比正常的呼吸更深、更慢，呼吸部位更低，通常在腹部而不是在胸部。

简单易行的方式是：确保你舒服地坐着或者躺着，慢慢地闭上眼睛，通过鼻子缓慢地呼吸，可以把内视觉放在自己的腹部上，看到随着自己缓慢而深度的呼吸，腹部在起伏，大约 10 次之后，就会进入放松的状态。

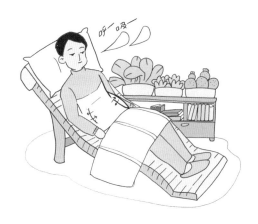

2. 诉说表达法

诉说表达法的核心是说出自己的恐惧。把自己的恐惧、担心、害怕说出来、表达出来，也是一种常用、易用的调适自己恐惧的方法。

许多人认为，表露恐惧是可耻的，于是压抑恐惧，其结果往往是恐惧感加强了。找一个值得信任的人，把自己的焦虑、担忧、害怕、恐惧说出来，恐惧感就会降低很多。

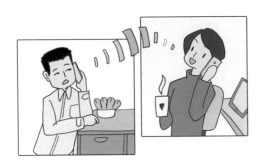

3. 记叙法

如果觉得采用诉说表达方式不安全，还可以采用记叙的方式来缓解自己的恐惧。

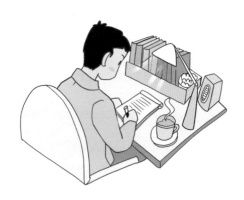

采用笔记的方式独自写下自己的恐惧，能够让内隐的方式上升到外显的方式，恐惧也能得到一定程度的缓解。

4. 寻求心理支持法

在疫情下，可信任的关系是恐惧的有效缓冲器。

通过寻找自己可以获得的温暖内心的、值得信任的、懂得自己的资源，如亲密爱人、知心朋友、兄弟姊妹等等，就可以获得心理支持来缓解恐惧。

5. 安全岛法

安全岛法是指你可以在你的内心深处找到一个使自己感到绝对舒适和惬意的地方，它可以是地球上的任何地方。如果可能的话，它最好是你想象中的、并非现实世界中真实存在的某个地方。最关键的是，这个地方只有你一个人可以进入。

安全岛法是一种用想象法改善自己情绪的心理学技术，可以让你在恐惧时找到一个仿佛是世外桃源的地方暂避一时。

6.经验掌法

经验掌是指能够让自己感到安全、平静的一个物件、一句话语、一个姿势或情境等等。经验掌法就是在恐惧时，激活经验掌，让你感受经验掌唤起的温暖、安全和力量，从而化解恐惧。

例如"人生没有消除不了的恐惧和害怕"这句话，就可以成为一些人的经验掌。当他们想到这句话时，自己的温暖感、安全感就会被唤起，从而调适自己的恐惧。

7.情绪降级法

所谓的情绪降级法，就是指不能一次性把强烈的恐惧转化为平静心安时，可以采用先把恐惧转化为害怕，

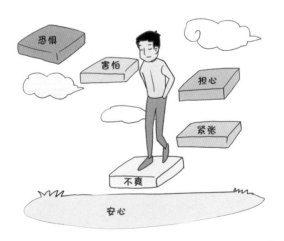

然后把害怕转化为担心，把担心转化为紧张，再把紧张转化为不爽，最后把不爽转化为安心的方式，来调适自己的恐惧心理。

8. 正常化接纳法

采用正常化接纳法可以让我们接纳恐惧，让自己认识到在当下的疫情中，我们感受到的一些担心、害怕、恐惧是人在特殊危机时期的正常反应，这是特殊时期的正常现象。

9. 风险分析法

在疫情下，为什么人们会有这么多的担忧呢？

由于多种原因，人们对疫情产生了模糊、笼统的认识，导致了主观臆测，夸大了被感染的风险。通过风险分析法进行梳理，就会获得清晰的认识，降低恐惧感。

风险分析法就是对可能被感染的风险进行高低判断。如直接接触确诊患者的人被感染的风险明显高于非直接接触者，在疫情严重的区域其感染风险就高于一般区域。通过对自己是否接触过危险人群、是否去过危险地区的分析，就可以明白自己被感染的风险是否被夸大了。

但一定要注意，这个方法不是对所有人都有效，对有真实风险的人，需要采用解决现实问题的方式进行。

10. 思想和行动融合的分离法

担忧、恐惧、焦虑都是对未发生的事情的一种预期。思想和行动融合是一种功能失调性信念，表现为难以区分思想和现实，把所想等同于行动。对疫情下的这种恐惧可以采用思想和行动融合的分离法来化解，让自己领悟到担忧和恐惧的事不等于已经发生和正在发生的事。这样，就能把思想和行动融合进行分离，从而缓解自己的担忧和恐惧。

11. 朋友的问题法

采用朋友的问题法，可以问自己：如果我的一个朋友遇到这样的情况，我会怎么给他讲？当我们领悟到，其实是我们的恐惧被夸大了，就可以缓解自己的恐惧。

12. 好运法

通过想法"还有更糟糕的，幸好我没有遇到"的启动，让自己认识到，自己幸好仅是害怕、担忧，更糟糕的事还没有发生，我还是幸运的，就会在一定程度上放下恐惧。

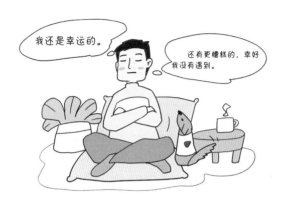

　　自我调适从来没有固定的方法，针对自己的实际情况灵活地进行处理，疫情下的恐惧自会找到它的出路，我们就可以让恐惧心理一边儿凉快去。

　　最后，祝我们所有人都能平安渡过这场重大的公共危机事件。

　　我们坚信：一定能战胜这场危机！

（张仲明）

疫情中如何提升心理安全感

新冠肺炎疫情发生以来，人们的安全感受到了强烈的冲击，并由此引发了很多行为上的改变。比如：随时都在刷关于新冠肺炎疫情的消息，就怕漏掉什么；冲到超市去买各种生活物资，甚至把卖场抢购一空；晚上也得开着灯，否则睡不着觉；听到某种物品可能抵抗新冠病毒，就一窝蜂地去买……

不安全感就像病毒一样，在人们之间传递。它不可触摸，又悄然存在，对我们每个人的身心健康，甚至国家疫情防控效果产生巨大影响。

那么，到底什么是安全感？疫情中，有没有一些简单易行的方法可以帮助我们迅速提升安全感？

一、什么是安全感——确定且可控

安全感，是人们对可能出现的身体或心理危险的预感，以及应对处置时的有力感，主要表现为确定感、可控感。

1. 确定感

确定感是人们通过对事件相关信息的了解而形成的对整个事件起因、发展与结果的确定性认知和体验。

事件越重要、越不确定，个体的安全感就越少。例如，此次新冠肺炎疫情突然暴发，传染性极强，引起了举国上下的高度重视；但专家对新冠肺炎产生的根源、传播的途径、检测的技术、疫苗的研发等方面的研究有个过程，在得到确切的结果前，人们的安全感就会由于不明真相、认知受限而降低。

2. 可控感

可控感是人们通过对危机信息的判断和社会干预水平的预估而产生的可以掌控事件发展走向及对自身影响程度的力量感。

可控感与安全感呈正比。信息越清晰、社会干预越及时，可控感就越强，安全感也越高。例如，面对此次新冠肺炎疫情，钟南山院士及李兰娟院士对疫情的准确描述，以及无数白衣天使成为"逆行者"坚持在治病救人的第一线等信息，都会增加人们的可控感，从而提升内心的安全感。

二、如何提升安全感——身体知道答案

安全感是决定我们身心健康的重要因素。新冠肺炎疫情带来的不安全感，会通过我们的行为问题、身体疼痛、负面情绪表达出来。有没有一个快速、便捷的方法可以帮助我们提升安全感呢？有，那就是运用我们的身体。接下来，我们推荐几种与身体相关的简单方法，帮助大家提升安全感。

1.冥想

冥想能够帮我们放松紧张的肌肉与自主神经系统，将我们从不安全感中解放出来，获得稳定、积极的情绪，从而增强免疫力。疫情下，我们推荐一个增强心理防护的冥想方法：

①找个安静的地方坐下来，同时保持脊椎直立；

②慢慢地闭上眼睛，留意自己的呼吸，尽可能让呼吸深沉而缓慢；

③让身体慢慢放松，特别要留意一下身体问题部位，用呼吸引导它与身体其他部位融合；

④再一次深呼吸，开始想象自己身处美丽的大自然中，并体会其中的美好；

⑤想象在自己的头顶上方有一股保护自己的能量，这股能量像温泉一样从你的头部流经身体，从头到脚洗刷你的身心，带走你身体和心理的不适，并透过你的双脚流入大地；

⑥让自己在这种保护里多待一会儿，然后带着放松和愉悦慢慢睁开眼睛，搓搓双手，舒展一下身体，并给自己一个欣赏的微笑。

研究发现，有规律的冥想可以为我们的生活带来深刻的积极改变。因此，你可以尝试每天做一次冥想。

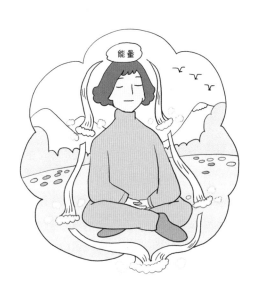

2. 蝴蝶拍

蝴蝶拍（butterfly hug）是墨西哥心理学家在对飓风中幸存儿童的心理干预过程中发展起来的，是一种透过身体寻求和促进心理稳定化的技术。疫情下，我们可以使用蝴蝶拍这种简单易行的方法进行自我抚慰，提升安全感。具体步骤如下：

①找个安静的地方站着或坐下来，放松自己的身体。

②留意自己的身体，体会大地对你双脚的支持。

③在心里默默地告诉自己，我现在是安全的。

④将双手交叉放置在胸前，轻抱身体对侧的臂膀，左右手交替轻拍自己的臂膀，左右各拍一次为一轮。

⑤拍打的时候，可以想象一些自己做过的愉快的事、爱你的人、喜欢的地方等等，并让身体体会积极感受。

⑥慢慢轻拍 4~6 轮，停下来，深呼吸一次，感受当下的体验和安全感。

⑦如果感觉是安全的，或者自己是喜欢的，就重复上面的过程 2~3 次。

⑧如果有负面的体验，告诉自己：我现在只关注积极的东西，我现在是安全的。如果有效，就继续蝴蝶拍。

⑨如果负面体验不能赶走，就停止蝴蝶拍，再次体验一下大地对你双脚的支持，把自己带回来。

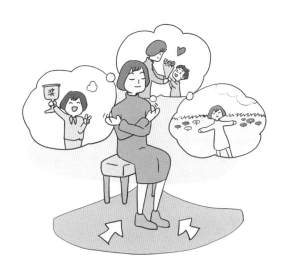

这些简单的动作，可以提升我们的安全感，帮助身体和心理进入一种"稳定"状态。

3. 舞动

舞动是一种运用简单舞蹈动作或即兴动作去疗愈身心的方法，可以充分调动个体的潜力并释放内心深处的焦虑、愤怒、抑郁、悲哀等负面情绪。疫情下，我们推荐一个稳定内心的舞动练习。

①找个安静的地方，静静地沉下心来。

②慢慢开始腹式呼吸，让呼吸贯穿整个身体，并且

跟着呼吸开始关注自己身体内在的变化和反应。

③想象自己身处一个舒服、安全、自由的地方，在这里你可以感受到安全、确定、掌控和力量。

④多在这个地方待一会儿，去充分感受这种美好、安全的感觉。

⑤当你感觉可以了，就起来动一动身体。在这个安全的地方，当你的内心感到"安全"时，你的身体会做出相应的姿势。多尝试几遍，把"安全"的身体姿势固定下来并记住。

⑥接下来，再用身体去找找"确定"的姿势，把"确定"的姿势固定下来并记住。然后是"掌控"和"力量"的姿势。

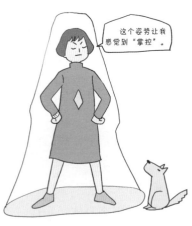

⑦现在，你拥有了四个身体姿势：安全、确定、掌控、力量。请多多地练习并熟悉它们。

疫情中，每当遇到让你感觉不安全的事情时，你就可以练习用这四种身体姿势去感受和舞动身体，帮助自己提升安全感。

　　身体知道答案！疫情下，让我们通过身体，聆听心灵的答案，提升内心的力量，成为一个能拥有内在安全感的人！

（叶海燕）

疫情中如何提升儿童的心理稳定感

由于新冠肺炎疫情，这段时间家长和孩子们都在积极响应政府号召，居家自我防护。长时间不能外出，居于一个有限的空间内，孩子们难免感到无聊、烦躁、不安，甚至愤怒。除了通过各种活动丰富孩子的居家生活，家长们还需要做些什么以促进孩子的身心健康、提升心理稳定感呢？我们总结了"五要点"。

一、科学地向儿童传递疫情信息

在这段时期，适量地让孩子了解一些疫情信息，做好科普工作，是非常有必要的。但家长们要用适合儿童的方式向他们传递相关信息，如：

①让儿童适量地接触疫情信息。这是因为如果儿童长时间地暴露于疫情信息之中，不仅不能增加儿童对疫情的了解，反而会增加儿童的不安与焦虑。

②尽可能地给孩子传递积极正向的信息。如，全国各地的医生都去疫情最严重的地方支援，帮助那里生病的人。这些积极正向的信息有助于增加儿童的心理稳定感，树立战胜疫情的信心。

③即使家长要向孩子传递一些不太好的事实消息，那也请家长在讲述事实的同时，引导孩子思考解决问题的方法。如向孩子提问：疑似病例要被隔离，那人们可以做一些什么事情让他们在隔离期间感受好一些？

④不可取的做法包括：给孩子传递过于惨烈的信息；给孩子看能诱发过多伤痛情绪的图片、视频等；长时间地让孩子主动或被动地接受疫情信息（如家长不停地在儿童面前讨论疫情）。

在此，我们推荐亲子游戏"今日播报"。

游戏："今日播报"

游戏目的：帮助儿童了解疫情信息。

操作流程：

· 家长和孩子轮流扮演"主播"与"观众"。

· "主播"播报新闻，如：各位观众，大家好。今天的第一则新闻是，在××家庭中，因所有的家庭成员都待在家里，所以该家庭被评为"最遵守纪律家

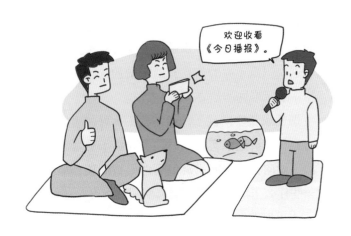

庭"。第二则新闻是，科学家发现导致疫情的坏细菌"新型冠状病毒"可能藏在唾沫中、粪便中和物体表面，大家务必做到出门戴口罩、不乱摸、勤洗手、多清洁。

· "观众"提问。如：请主播演示洗手的步骤。

二、做儿童情绪的稳定器

受到疫情和长期居家不能外出的影响，儿童的情绪难免会出现波动，这是非常正常的。此时请家长们做好孩子情绪的稳定器。

①家长们要先关照好自己，这样才能用更稳定的状

态来关照孩子和家人。

②家长要避免将自身的焦虑传递给孩子，如家长经常在孩子面前谈及"今天新增确诊病例又有上千例，太恐怖了／完了，完了，这样下去要出大问题"，这可能会引发儿童的不安，儿童们会不由自主地担心"这个世界不安全"或"我的安全能不能得到保证"。

③家长要敏锐地觉察孩子的情绪，向孩子反馈他们的情绪，以及耐心地安抚孩子的消极情绪（如烦躁、不安、闷闷不乐、内疚、自责等）。

三、引导儿童规律作息

从儿童心理发展的角度来看，稳定、规律的生活可以给儿童带来安全感，这对维护儿童心理健康非常重要。家长们可以：

①引导孩子有规律地生活，如起床、睡觉、三餐、游戏和学习。

②每天带领孩子一起做一两件简单易行但是有趣的事情，如每天晚餐之后安排一些棋类活动、探索活动等游戏。

③避免孩子长时间地使用电子设备。

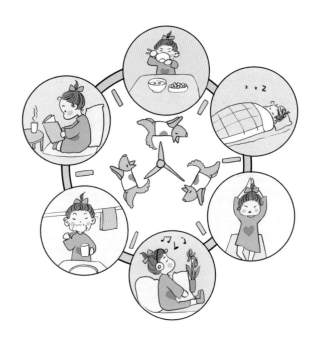

四、尊重儿童的独处需求和联结需求

每个孩子都有想独处一会儿的需求，也有想和家长一起玩耍的需求。当儿童独处时，家长不要干扰、打断、"指导"他们的独处。同时，家长还要满足儿童与他人联结的需求。家长和孩子每天可以安排一段欢乐的亲子时光，如亲子运动会、亲子电影、棋牌游戏等活动，这些活动都可以增进亲子之间的联结。

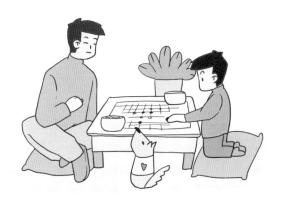

五、适量运动

因长时间地待在家里，空间局限，儿童很容易产生烦闷的情绪；而适量的运动不仅可以很好地宣泄孩子的情绪，还能强身健体和增强免疫力。居家运动应尽可能设置得有趣味性，可以全家参与，如家庭运动闯关大赛。在这个活动中，家长和孩子可以利用家里的各种物件（如沙发垫、椅子、盆子、桶等）来设置障碍，不同障碍对应不同难度的运动要求（如原地跑、爬行、波比跳、俯卧撑等），比赛家庭成员在规定的时间内成功挑战障碍的数量。

（张　婷）

第五篇

疫情中的积极心理

疫情中的积极心态

随着新冠肺炎疫情的持续,部分民众相继出现疑病、焦虑、愤怒、恐慌等心理问题。疫情在检验着我们生理免疫力的同时,也在考验着我们的"心理免疫力"。面对肆虐的疫情,消极心态会让我们陷入负性思维和情绪中,导致无所适从、担惊受怕、软弱无力;而积极心态则会让我们积极思考,充满信心和希望,进而采取积极行动,有效防疫抗疫。

一、坦然接纳现实,保持平和心态

1. 接纳现实

接纳现实是指对当前遭遇的事件和问题秉持一种坦然面对、接受、认可且不评判的态度。只有我们从内心真诚地承认并接纳自己的遭遇和所有感受,才会促使我们更积极地去应对。因此，当前我们首先要承认并接纳疫情的现实存在，接纳这次疫情给我们生活带来的影响、给我们身体带来的伤害以及给我们心理带来的危机——或许是焦虑，或许是恐慌，或许是愤怒，等等。接纳了现实，我们就不会去幻想、否认或者抱怨当前的客观存在，它是我们保持平和的心态，以科学的行动去面对现实的第一步。

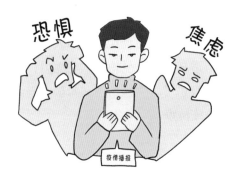

2. 不去评判

评判意味着分歧、高低与对错，它会让我们对遭遇的负性事件产生负性思维和情绪，会打破心理平衡，不利于问题的解决。因此，我们需要客观、中立地看待疫情期间所发生的事情，学会不去评判自己与他人的过错，宽容疫情期间因为经验不足或者事态紧急而导致的各种问题，这样我们才能保持平和的心态，做出更理性的分析和思考，做出更积极的建设性行为。

二、关注积极事件，充满信心力量

1.关注积极事件

关注积极事件意味着对事件的积极、阳光、正性方面予以关注。人类的注意具有选择性，当外界存在诸多刺激时，人们只能注意到某些刺激或刺激的某些方面，而忽略了其他刺激或刺激的其他方面。关注积极事件，可以帮助个体产生积极情绪，而积极的情绪可以激活认知，使我们的思维更敏捷、认知更灵活，从而更有效地应对环境、解决问题，增强我们战胜困难的信心和力量。同时，有研究发现，当个体心态稳定、幸福快乐时，大脑分泌的多巴胺、内啡肽会增多，从而促进免疫细胞的生成，提高其活性，增强生理免疫力，提高对病毒的抵抗力。因此，在疫情中，我们要善于发现生活中的积极事件，关注疫情发展的积极态势，从积极的角度去看待疫情给我们生活带来的改变。

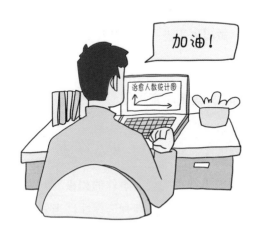

2. 停止自动思维

　　如果你经常选择关注消极信息，大脑就会将消极思维列入自动思维模式，一旦你进行思考就会启动你的自动思维。因此我们需要主动转换自己的思维模式，尤其是面对紧急的应激事件时。停止自动思维，学会积极的自我暗示，改变潜意识层面带给我们的消极思维，将会使我们充满力量，以坚定的信心去面对疫情。

三、心怀感恩仁爱，升华生命价值

1. 心怀感恩

感恩是个体因接受他人恩惠或帮助获得有利结果而产生感激的情感状态或情感倾向。感恩可促进人际关系的建立，进而促使个体产生积极行为。在疫情中，表达感恩能够在短时间内带给我们极强的成就感与幸福感，因为感恩他人的同时也是对自我的最大认可。你可以通过写感恩日志或发微信朋友圈来记录这场疫情中令你感动与感恩的事情；向自己的朋友、家人表达感谢；感恩自己已有的生活和所爱的人。

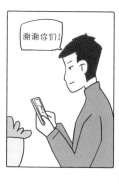
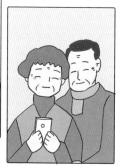

2. 心怀仁爱

感恩能够使我们脱离烦恼，而仁爱则会使我们的生命价值得到升华。仁爱即不希望别人受苦。怀有一颗仁爱之心并付诸力所能及的行动能促使个体产生成就感，且不会轻易陷于痛苦之中。因此，面对突如其来的疫情，我们要怀有仁爱之心。你可以积极转发正能量的文章，还可以主动参与抗疫活动，为抗疫奉献自己的一份绵薄之力。

四、保持积极行动，认真活在当下

1. 积极行动

面对疫情，唯有积极行动起来，才能让我们共渡难关。多余的担忧并不会促使事件好转，反而会让人更加焦虑与恐慌。因此，尽快地采取积极的举动，不仅会使我们从负性思维的漩涡中尽快脱离出来，还能帮助个体产生积极的情绪。

2. 专注当下

专注当下是一种备受推崇的应对应激事件的心理自我调节方式。专注当下就是将注意力完全集中于当下的事件中，认真地活在当下，感受当下的每一个瞬间。请将你的注意力集中于当下的事件中：当你吃饭时就专心吃饭，当你看剧时就专心看剧，当你休息时就安心休息。坚持一次只做一件事，每做一件事都专注其中。只有每个人都做好自己的事情，保障自己的身心健康，才能为此次疫情提供最佳的帮助与支持。

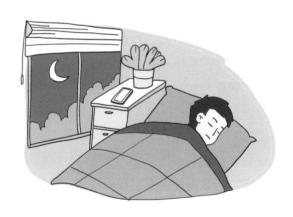

心态是命运的真正主人！如果我们要主宰自己的命运，首先就要主宰自己的心态。面对此次疫情，我们必须保持积极心态，不断提升自己的心理免疫力，以强大的心理基础来打赢这场防疫抗疫的攻坚战。

（郭　成）

疫情中的积极关注

一、什么是积极关注

积极关注就是以积极、肯定的态度看待他人，相信对方身上总有一些积极因素，相信对方自身有改变的资源和能力。因此在和对方互动的过程中，要选择性地注意对方言语和行为中积极的方面。

积极关注最早是由伟大的心理学家罗杰斯提出的，也称为正向关注或者积极关怀。他指出，我们要利用他人自身的积极因素促使他发生积极变化，哪怕他当下处于问题或困难之中。因此，我们要接受人们在疫情下可能会有的混乱、恐惧、害怕、失望等各种各样的情感及其他消极状态，并且去发现他们自己的努力、善意等积极方面。

比如，或许你会发现，面对疫情，你身边有的朋友吓得六神无主、不知所措，或者是他充满自责和内疚，无法饶恕自己曾经在不知情的情况下与患者接触等。尽管你已经很好地倾听和陪伴他，但他还是会被负面情绪包围，觉得自己糟透了、一无是处，因而对自己很失望，缺乏能量、无法振作。好像他已瘫软在地，你无论怎样都拉不起来他。

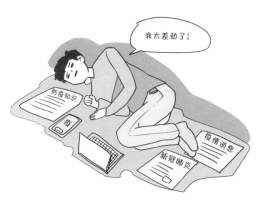

对于这样的情况，就特别需要积极关注。你可以帮助他去看到他的积极面，看到他自身的资源。比如，你可以告诉他："这次疫情确实让人害怕，但是我看到你在害怕的同时，选择响应国家的倡导，采取了很多科学的防护措施，这些措施让你更安全，这很了不起。"当他看到自身的积极面后，就不会再一味地对自己失望，就有了更加积极应对疫情的精神和动力，情绪也会变得稳定下来。

二、面对疫情，为什么要积极关注

1. 最重要的改变动力来源于"我还不错""我也是可以的"

你可能会发现，对于有些因为疫情过于恐慌的人，当他对自己失去信心时，无论你怎样给他承诺，他似乎还是缺乏动力，依然感觉不到希望，提不起精神。这主要是因为当一个人认为自己无法做出正确的事情，或自己一无是处时，他就没有了力量，就无法真的站起来。所以，重要的是提升他对自己的认可和信心。

而积极关注，就可以帮助对方看到自己的优势、自己的努力和了不起，从而提升自我价值和效能感，让人更有动力、更积极地付诸行动，渡过这次疫情的难关。

2. 人有足够的资源帮助自己渡过难关

资源通常是指有利于自我生存、发展的各种因素，它包括的范围比较广，可分为物质资源、信息资源以及精神资源，也可以分为个体内部资源和外部社会支持资源。因此，资源包括了个体自身的积极面。比如：家里有相应的药物、食物以及防疫的口罩等物品；个体能够获取相应的疫情进展的信息、防疫的知识信息和放松身心的信息资料；个体自身有坚忍的意志品质，或者有积极寻求帮助的开放态度，有从困难中学习并发展自己的能力，以及拥有关心自己、宽慰自己的亲友等等。这些都是个体非常重要的资源。

那么，人到底有没有积极面和资源帮助自己渡过疫情难关呢？积极心理学取向的家庭治疗大师萨提亚女士说过，我们拥有一切所需的内在资源，以便成功地应对和成长。也就是说，所有的人，自身都有足够的资源，可以帮助他渡过难关，不管困难有多大。

在疫情的重大压力下，人的视野会变得更窄，更容易忽略自己身上的积极面和资源。因此，我们就更加需要和对方一起，去发现彼此的积极面、资源。

三、面对疫情，如何进行积极关注

1. 从他认为的负性事件中去看到他的积极面

比如，他对疫情怀有恐惧、担心，说明他是一个很谨慎的、对生命很重视的人，这些可以让他把防护措施做得更好；他的自责说明他是一个很善良、对人很负责的人；他现在听从国家的倡导不出门，说明他选择相信国家、相信科学，是一个理性对待疫情的人；抑或是他主动跟社区联系，说明他勇气可嘉，是一个对人对己高度负责的人；等等。他的这些积极面，你都可以指出来。比如，你可以跟他说："尽管你很害怕别人指责你，但是我看到你主动去报告，说明你勇气可嘉，而且我看到了你对人对己、对社会高度负责的精神。你真的很了不起！"

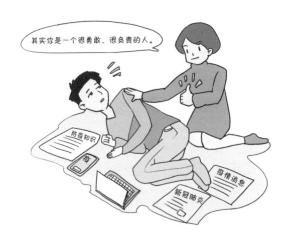

2. 帮助对方去看到他以往的成功经验

进行积极关注、发现对方的资源，还包括帮助对方看到他以往的成功经验。比如，你可以问问他，以前害怕的时候他是怎么做的。或许他看到自己的坚忍，或许他看到自己主动、勇敢地寻求帮助，抑或是他自己发展出了一个什么特别的方法帮到了自己，所有这些，都可以让他找到自己解决问题的办法。而且，以往的成功经验，还让他看到自己是可以渡过难关的，从而让他对战胜疫情或者疫情带来的恐慌，以及其他不良情绪充满信心。

3. 从当下对方的表现中看到他的积极面

有时，从他所讲述的事情中，你可能一时难以帮他找到明显的积极面或成功经验，那么，你可以帮他看到他当下表现中的积极面。比如，他愿意把他的恐惧讲出来，他愿意向你寻求帮助，都是很真实、很勇敢的表现；或者他向你讲述时表达得很详细、准确、清楚。这些都是他的积极面，你可以引导他去看到这些。比如，你可以说："你现在把你的恐慌和害怕讲给我听，你很真实、很有勇气，真是了不起！"

你会发现，当你帮助对方去看到他的积极面以后，对方好像立马有了精神，似乎就这样站起来了。他会说："啊，原来我做得还不错！""哦，我知道该怎么做了！"这就是我们常说的"助人自助"，即帮助他发现自己的积极面和资源，让他自己去帮助自己。

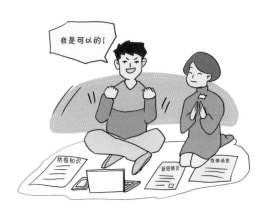

　　所以，面对因为疫情而变得恐慌和无力的人，你不用单方面地只凭自己使劲拽他，改变的力量就在他的身上。积极关注，就是最有力的帮助！

（史慧颖）

疫情中的积极倾听

　　疫情背景下，西南大学心理学部心理援助热线开通后接到了来自全国各地的求助电话。在与各位来电者的交流中，往往都会涉及"当前的困扰是否会向身边人进行倾诉，从而寻求心理支持"这个话题。大多数来电者都反映尝试过跟身边人进行表达，可是其中不乏一些来电者认为倾诉之后没有得到身边人很好的回应，反而情绪受损，不愿意再次倾诉。在此，我们将介绍一些有效的倾听方法，协助大家与身边人守望相助、共渡难关。

一、积极倾听的基本要点

1. 理解与尊重对方所传达的情感和内容

　　倾听最重要的是理解对方所传达的情感和内容，并且对倾诉者所传达的情感和内容采取一种尊重、接纳的态度。很多人在倾诉时都带着情绪，情绪有能量、会感染，所以倾听者最开始接收到的是对方的情绪，也容易卷入对方的情绪而忽略其情绪背后想要表达的需求。所以，当对方的情绪扑面而来时，倾听者可以提醒自己这是对方渴望得到支持的一种讯号，尝试尊重和接纳对方的情绪，然后把自己放在对方的位置上来加以思考，鼓励对方宣泄，帮助对方澄清自身的想法与需要。

2. 倾听需要适当的参与和反应

倾听不仅在于听，还要有适当的参与和反应。这种反应既可以是言语的，如使用"嗯""哦""然后呢""还有吗"等词语鼓励对方继续说下去，表达出对倾诉者叙述的兴趣；也可以是非言语行为的，例如通过微笑、目

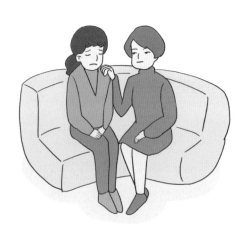

光的注视、身体前倾、更靠近对方、点头、拍拍肩膀、给对方倒杯水、在对方哭泣时递上纸巾等反应表示自己对倾诉者的支持。

二、积极倾听的技巧

1. 接纳情绪

疫情期间，很多关于心理健康的文章都在向大家传递这样一种理念：疫情背景下我们可能产生焦虑、紧张、担忧、恐惧、愤怒、无助等情绪，这些都是非常状况下的正常反应。所以当倾诉者表达出上述消极情绪时，倾听者可以尝试接纳对方的情感表达。

具体来说，就是倾听者可以帮助对方明确地表达出情绪，例如"我能感受到你现在特别担忧 / 焦虑 / 恐惧 / 愤怒 / 无助……""我知道你现在不好受。你是不是特别担忧 / 焦虑 / 恐惧 / 愤怒 / 无助……"。倾听者不要急于排斥消极情绪，简单地判断和评价"我觉得没必要那么焦虑啊"；不要急于空洞地说教和劝诫"你纯属在家憋的，分散分散注意力就好了"；不要轻易地贴标签"你就是太脆弱了"；也不要急于做虚弱的保证"过几天肯定就没事儿了"等。

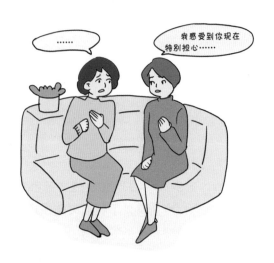

2. 询问

　　询问可以分为封闭式询问和开放式询问。封闭式询问通常使用"是不是""对不对""要不要""有没有"等词来发问，例如"是不是咱们小区发现了确诊病例，让你特别担心啊？"；开放式询问通常使用"什么""如何""为什么""能不能""愿不愿意"等词来发问，例如"看出你这几天状态不对了，能不能跟我说说咋回事啊？"。

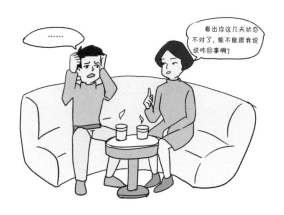

询问可以让倾诉者感觉到倾听者对其表达的关心与关注，倾诉者在回答问题的同时也能进一步宣泄自己的情绪，让倾听者深入了解倾诉者的内心感受与心理需求。

有时候倾听者在询问前可以有意识地抓出倾诉者言语中的关键词，稍加整理后反馈给对方，然后再加上一个具体化的询问。比如，面对太太关于照顾家庭和担心孩子被传染的抱怨，丈夫可以回应并询问："你每天要照顾一家人的吃喝，又得陪孩子，孩子咳嗽两声还担惊受怕的，我要怎么做才能帮上点忙呢？"

3. 积极关注

在倾听的过程中可以注意发现倾诉者的积极方面并

给予强调或赞美，比如上面提到的太太抱怨的例子，作为丈夫可以回应"大大小小的事儿都得操心，妈妈辛苦了"；比如在家憋得难受特别想出门的老年人发脾气，作为子女可以回应"知道您朋友多，好热闹，这几天能听劝没出门真是难为您了"。

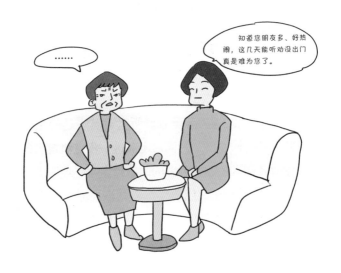

4. 自我暴露

自我暴露是指倾听者将自己的感受、想法、情感等和倾诉者共享，能够让倾诉者感受到倾听者分担了自己的烦恼，自己不是孤身一人。一种自我暴露是倾听者表达出当时的感受，比如"我很高兴你信任我，愿意跟我诉说""听到这样的事情，我和你一样也觉得很气愤"；还有一种自我暴露是告诉对方，自己也有类似的经历和情绪体验，比如"其实我这几天也很担心……"。

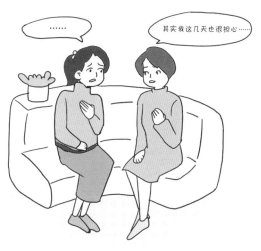

以上给大家简单分享了一些积极倾听的要点和技巧。倾听不是一件容易的事情，即使是心理咨询师，也需要经过大量的训练和实践才能逐渐提高倾听的水平。但是，如果我们愿意把一些倾听的专业知识运用起来，特别是在疫情背景下，就更有可能给身边的倾诉者带来一丝慰藉。

（张新荷）

疫情中的积极情绪

新冠肺炎疫情突起，来势汹汹，普世惊哗。伴随疫情而来的各种消息铺天盖地，令人惶然失措，紧张、焦虑、恐惧等负面感受极大地考验着人们的承压极限。我们应如何塑造积极乐观的心态，避免陷入负面情绪的泥潭呢？

一、情绪如何发生

我们为什么会高兴、悲伤、愤怒、恐惧、厌恶？先来看一个有趣的小实验吧。

研究者将一些儿童带到一所漂亮的大房子外面，透过玻璃窗户，可以看到房间里堆满了各种好玩的玩具。可是房门紧闭，他们只能望窗兴叹。孩子们请求研究者将房门打开。研究者设置了两种情况。

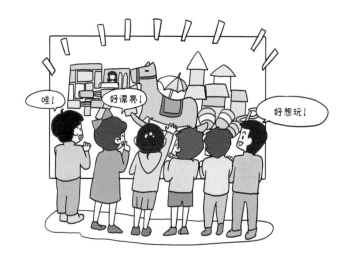

第一组儿童没有立即得到允许，他们等了很久才有人来把房门打开，让他们尽情地玩；第二组儿童立即被允许进入房间，可以随意地玩玩具。研究者在暗中观察两组儿童的玩耍行为，特别是搞破坏的行为。请你猜一猜，哪一组孩子更有可能更多地搞破坏？

结果显示，第一组明显地比第二组表现出更多的破坏性行为：他们大声尖叫，互相追打，将玩具摔在地上，或者往墙上砸。你猜对了吗？为什么会这样呢？

心理学家认为，一个重要的原因可能在于，想玩是人们的一种需要。在这个实验中，第一组孩子眼巴巴地看着好玩的玩具，想玩却又玩不着，因此这种需要就没有得到满足，诱发了负面情绪体验，在接下来的玩耍过程中，就会不由自主地适当宣泄一下，表现出更多的破坏性行为。

这个简单的小实验在一定程度上反映了心理学家在探索情绪发生的机制时获得的一个关键发现——情绪与需要有关，它是以个体愿望和需要为中介的一种心理活动。如果客观的内外条件能够满足我们的某种需要，我们就能体验到积极的情绪，反之体验到的就是消极的情绪。

而实际上，人的需要有很多。人本主义心理学家马斯洛把人的需要由低到高分成五种（见下图）。这些需

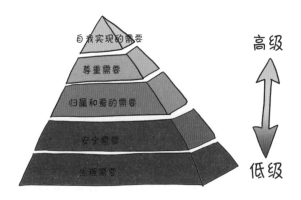

要每个人都有。当这些需要产生的时候，如果能得到一定程度的满足，我们就能体会到开心和愉悦；如果得不到满足，我们就不开心。

这样，我们就能够理解，为什么疫情来临，人们会体验到各种负面情绪了。

首先，新型冠状病毒具有极强的传染性，会人传人，甚至可能通过空气传播。更可恶的是，这种传染还具有隐蔽性，也就是没有表现出感染症状的病毒携带者也可能传染他人。因此，这种病毒极大地威胁到了人们的生命安全和健康，加之对这种病毒本身的陌生感以及疫情何时会得到控制的不确定性，严重威胁了人们的"安全需要"，由此使人们产生紧张、焦虑、害怕等负面情绪体验。

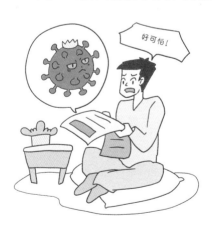

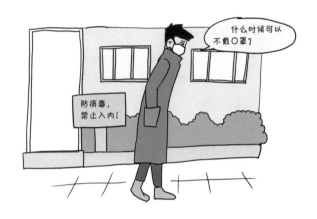

　　为了防止疫情扩散，全国都实施了严格的隔离措施，劝告人们减少外出甚至不外出，一些地方更是"禁止进入"。

　　随着时间的推移，这些控制措施逐渐取得成效。当然，这些措施也在一定程度上限制了人与人之间的面对面交往和自由行动，削弱了人们对于归属和爱的需要、尊重的需要以及自我实现的需要的满足，让人们产生烦躁不安等负面情绪体验。

二、获得积极情绪的诀窍

了解了情绪发生的基础，也了解了疫情何以诱发负面情绪，我们就有了激发积极情绪的办法。

1. 改变认知——病毒不可怕，疫情将过去

首先，我们要反复告诉自己和身边的人，现阶段，我们只需注意基本的卫生保健，少出门甚至不出门，出门戴口罩，勤洗手，与他人保持距离，就可以减少甚至完全避免感染病毒的风险。

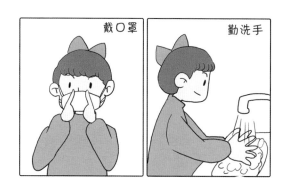

其次，多关注、多分享正面信息，少关注、不分享负面信息。心理学家的研究发现，负面信息看得越多，

我们越会觉得情况变得越来越糟，安全感就越来越低，情绪也就会越来越糟糕；越是与人分享负面信息，心情也会变得越来越糟糕，甚至削弱自尊。相反，多关注、多分享正面信息，则会带来积极愉悦的情绪体验。比如，新增确诊病例、疑似病例逐日减少，治愈病例逐日增多；越来越多可以抑制病毒的药物被发现；无数人为抗疫默默奉献，无数企业、组织、个人捐款捐物。再比如，反映人们达观、担当精神的各种趣味笑话、段子越来越多等等。

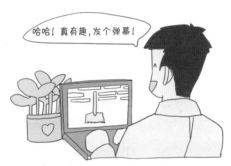

2. 改变行为——宅家尽享亲情，创意放飞心灵

第一，充分利用充足的家人相聚时光，组织形式多样、丰富多彩的家庭休闲娱乐活动，尽享亲情，满足归属与爱的需要。

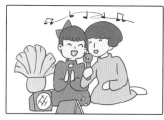
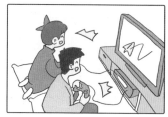
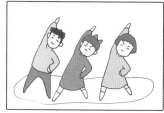
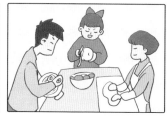

第二，利用网络，与亲戚、朋友、同事主动沟通交流，特别是视频交流，弥补难以面对面交往的缺憾，进一步补足归属与爱的需要以及尊重的需要。

第三，做点有创意的小事，诸如创意手工、创意摄影、创意菜品、创意诵读、创意游戏……让心灵在无拘无束的创造中自由飞翔，满足自我实现的需要。

第四，读书学习、加油充电，用自我的成长，为自我实现做准备。

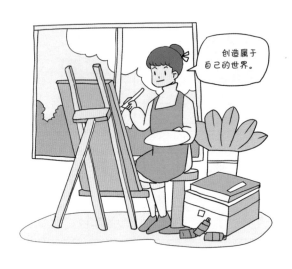

　　疫情一定会过去，为我们自己加油！让我们一起相约春暖花开的日子，摘下口罩，尽情呼吸春天的香甜气息，享受春日的明媚阳光！

（曹贵康）

后　记

　　《疫情中的心理关爱手册》从 2020 年 2 月 8 日提出计划到 2 月 12 日，仅 5 天的时间。从拟定提纲、分配任务，到 12 位心理学专家挑灯夜战、奋笔疾书、字斟句酌、反复打磨，最后主编、副主编统稿、审稿，以及西南师范大学出版社组织队伍审稿、配图、编校、排版等，今天终于定稿，我们内心除了欣喜，更有满满的期盼与祝愿。

　　本手册由五篇内容组成，包括四类人群篇、特殊群体篇、不同职业篇、社会心理篇、积极心理篇，适合普通民众、隔离人员、确诊患者、医务人员，儿童、学生、老人，企业员工、基层社区工作人员、学校教师等各类人员阅读。你在阅读时，可以根据需要做取舍。

　　本手册的编写，得到西南大学党委书记李旭峰、校长张卫国的悉心指导和亲切关怀，得到西南大学党委办公室、西南大学校长办公室、西南大学党委宣传部、西南大学心理咨询应用与研究中心、西南大学叶海燕心理工作室、重庆市心理学会、重庆市大学生心理咨询与团体辅导专业委员会、中国心理学会社区心理学专业委员会、中国社区心理学服务与研究中心、首批全国高校"双带头人"教师党支部书记工作室（西南大学心理学部教工第一党支部书记工作室）、首批"全国党建工作样板支部"培育创建单位（西南大学心理学部教工第一党支部）、西南大学心理学部和西南师范大学出版社等单位及领导的大力支持，也得到西南大学心理学部学生志愿者们无私的参与和支持，在此一并表示诚挚的谢意！

　　由于作者水平有限，手册中难免存在疏漏和错误，恳请专家、学者和广大读者批评指正。

叶海燕

2020 年 2 月 12 日